青少年身体认知和管理书
身体是如何工作的？

神经系统

[英]珍·格林◎著

刘长江　庄　莹◎译

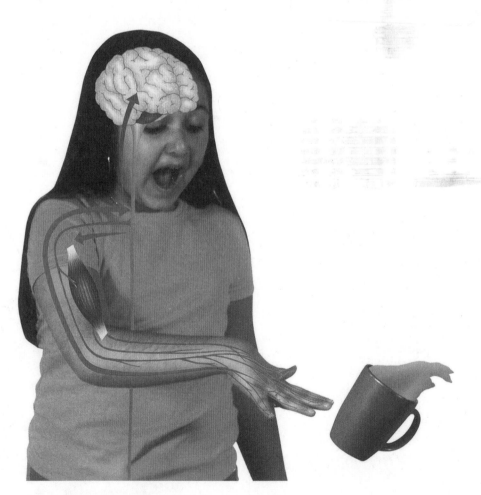

海豚出版社
DOLPHIN BOOKS
CICG 中国国际传播集团

目 录

简 介

人脑是已知宇宙中最为复杂的"机器"，我们是自豪的拥有者。此时此刻，你的大脑就正在工作，它让你能阅读这本书，同时还让你的身体保持运转。你的感官也很神奇，给你关于周围世界的各种信息。快来一起阅读这本书，了解我们神奇的神经系统，并学会好好照顾它们吧。

诊断治疗

在本书的红色方框中，你可以了解到不同的病症，以及这些病症对人体可能造成的影响。

疾病预防

在本书的绿色方框中，你可以了解如何改善你的健康状况，让你的脑和感官保持最佳状态。

工作中的身体

在本书的黄底背景区域，你可以阅读相关说明，了解人体内部是如何运行的。

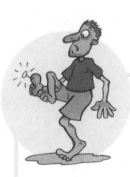

健康小·贴士

在本书的黄色方框中，你可以了解人体的不同部分及其运行方式。你还可以在这里学习到保持身体健康的小窍门。

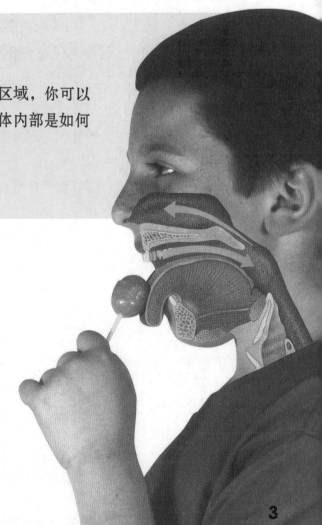

3

脑与神经

你的脑由大量神经细胞组成，它们与遍布全身的其他神经相连。水母也有神经网络，可没有类似的脑。

脑是你身体里最重要的器官之一。它就像一个控制中心，指挥着身体的其他所有部分，使你能够活动、解决问题、记忆和感知。脑通过神经网络与身体的其他部分相连。脑和所有的神经共同组成神经系统。有些动物也有发达的神经系统，比如海豚（见右图）。

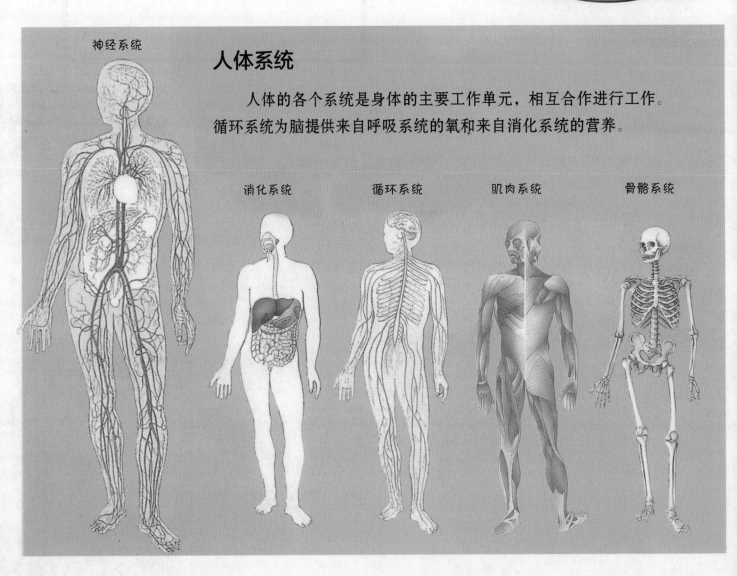

神经系统

人体系统

人体的各个系统是身体的主要工作单元，相互合作进行工作。循环系统为脑提供来自呼吸系统的氧和来自消化系统的营养。

消化系统　　循环系统　　肌肉系统　　骨骼系统

神经系统

脊髓在脊椎内向下延伸。脊髓是一个神经束，将脑与身体其他部分相连接。脑和脊髓组成中枢神经系统，而遍布全身的由较细小神经纤维组成的网络称为周围神经系统。

脑

脊髓

神经

皮肤上的神经末梢

协调感官和运动

来自感官的信息，比如你看见一个飞来的球，会沿着神经传送到你的脑。接着，脑能通过神经将反应信号传送给你的肌肉，你就可以抓住那个球了。

有意识与无意识

脑管理着你的无意识活动，即便你没意识到，比如呼吸和消化。脑还让你能进行有意识活动，比如解决问题、做出决定和快乐玩耍。

神奇的神经！

神经网络可以延伸到身体的每部分。坐骨神经是身体里最粗、最长的神经，邻近脊髓的部分直径可达2厘米，最长的部分可一直向下延伸到你的脚趾。

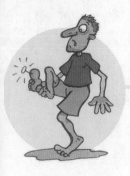

感官

感官能够让你体验到周围发生的事情,这些来自视觉、嗅觉、听觉、味觉以及触觉的信息会被传送到脑,脑再对这些信息进行整理和加工。除了这五大感官,你的身体里还有其他的感受器官,有些帮助你保持平衡,还有一些对你发出警告,比如身体缺氧、缺食物或缺水等。

你的感觉系统是重要的预警系统。如果你踩到一颗钉子,脚部的感受器就会给你发出警告,提醒你立刻采取行动,避免遭受更多伤害。

五大感官

五大感官中有四种位于我们的头部,分别是眼睛(视觉)、耳朵(听觉)、鼻子(嗅觉)和嘴巴(味觉)。第五触觉感官依赖于身体最外层皮肤中的感受器。一些部位的皮肤比另一些更加敏感。

触觉

触觉是一种复杂的感觉,由许多不同的感觉组成。你皮肤上的感受器可以察觉冷热、压力、振动、瘙痒和疼痛,还可以帮助你区分不同的纹理。

皮肤保健

除了触觉,你的皮肤还在身体和外界间筑起了一道重要屏障。如果皮肤在阳光下暴晒,就很容易受损。所以,当你待在阳光下时,一定要记得涂够防晒霜,使你的皮肤保持健康。

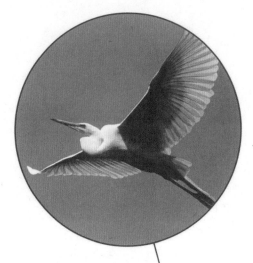

嗅觉让你能闻到令人愉悦的气味，比如花香；也可以让你嗅到一些难闻的气味，比如煤气味或食物腐坏的味道。正因如此，嗅觉可以保障你的安全和健康。

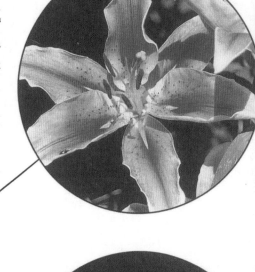

视 觉

脑内 2/3 的信息来自于眼睛。视觉不仅可以向脑传递周围环境和他人的重要信息，还可以帮助你提取文字、图画、图表所呈现的信息。

听 觉

听觉使你能够感知声音，包括人们的交谈声，这样你就能与别人交流了。听觉让你听到预示危险的巨响，也让你享受美妙的音乐。

味 觉

你最爱吃什么？味觉让你能够充分享受美食。当食物坏掉的时候，味觉和嗅觉都会提醒你——最好别吃。

脑

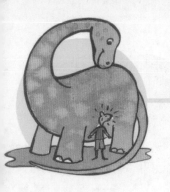

你的脑是一个柔软的海绵状器官，占据了整个头部上方。它大部分由水组成，被你的头骨保护着。脑由数十亿个相互连接的神经细胞组成，最外层为大脑皮层，它皱皱巴巴的，像胡桃壳，足以容纳更多的脑细胞。

恐龙虽然体形庞大，可脑部却很小，因此可能不是很聪明！

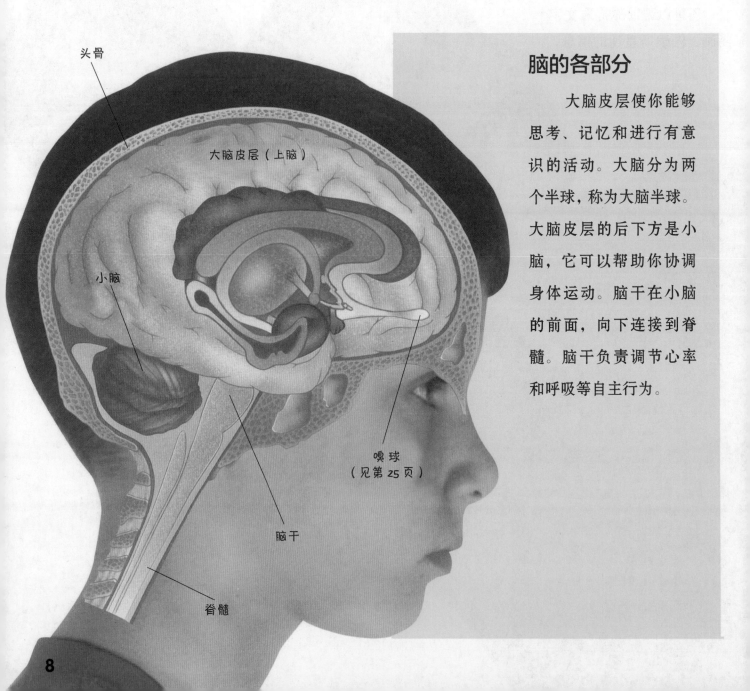

头骨

大脑皮层（上脑）

小脑

脑干

脊髓

嗅球
（见第 25 页）

脑的各部分

大脑皮层使你能够思考、记忆和进行有意识的活动。大脑分为两个半球，称为大脑半球。大脑皮层的后下方是小脑，它可以帮助你协调身体运动。脑干在小脑的前面，向下连接到脊髓。脑干负责调节心率和呼吸等自主行为。

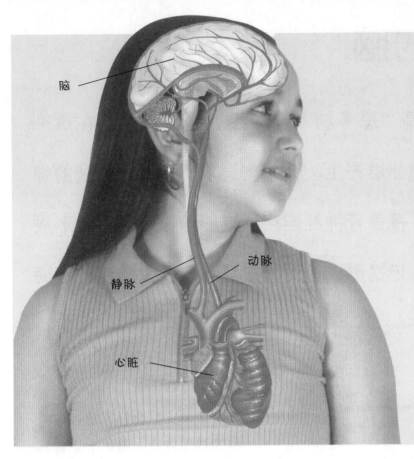

脑

静脉

动脉

心脏

脑的供血

脑只占体重的2%左右，却占用20%的供血。心脏泵出的血液通过动脉（图中以红色显示）输往脑，给脑细胞提供氧、葡萄糖（能量）和营养。不管你是醒着还是在睡觉，脑都在持续消耗能量。其他被称为静脉的血管（图中以蓝色显示）将血液和废物从脑送出去。

脑的保护

脑至关重要，可也很脆弱。坚硬的头骨和头部的皮肤可以保护你的大脑抵御较轻的撞击和伤害。有些活动，如骑车和滑板运动，可能会带来较为严重的撞击，所以，当你进行有危险的运动时，一定要记得戴上头盔来保护你的脑。事前注意安全总比事后后悔好！

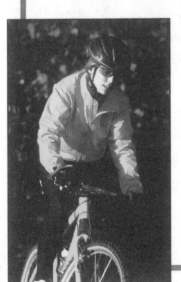

大脑半球

大脑分为左、右两个半球，左图这个显示脑动脉的血管造影中，我们可以清楚地看到大脑右侧受伤了。健康的大脑中，左脑主要负责语言、逻辑、分析方面的思维，右脑主要进行直觉、感觉方面的思维。

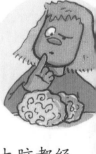

探索脑的未知领域

科学家们正在逐步深入对大脑的研究，可对大脑的运行仍然知之甚少。例如，记忆是如何形成的？睡眠时大脑都经历了什么？对于这些问题，目前还没有人真正了解。

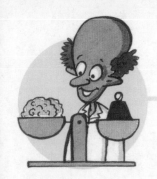

工作中的脑

大脑皮层是"思考脑"，理性思维和情感都在这个皱皱巴巴的大脑外层产生。大脑皮层灰质主要由大量的神经细胞体组成，覆盖着神经连接形成的脑白质，后者形成了大脑的主体。记忆形成于大脑皮层和位于大脑深处的海马体。

人脑重约 1.3 千克，负责思考的大脑皮层只有薄薄的一层，厚度不足 5 毫米。

咖啡因

咖啡因是一种能够影响脑活跃程度的物质，在可乐、茶和咖啡中都有。咖啡因会加速脑的活跃，让你在短时间内思维更加敏捷。适度摄入咖啡因不会损害你的健康。

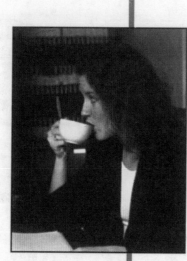

记忆力游戏

收集一些物品，比如下图中的这些东西，测试一下你朋友的记忆力。给他 / 她半分钟时间记住这些物品，然后用布把这些物品盖起来，他 / 她能想起多少件呢？

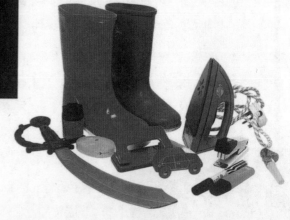

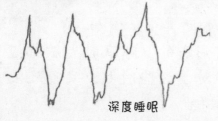

清醒时

快速眼动睡眠

深度睡眠

脑电波

脑内的电活动在脑电图机上以波浪线或脑波的形式呈现，波形会随着的活跃程度而变化。你做梦的时候，脑非常活跃，就会进入快速眼动（REM）睡眠；你进入深度睡眠时，脑波则波幅更大，频率更慢。

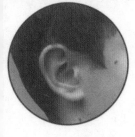

听觉中枢

　　大脑皮层有一部分叫做听觉中枢，用来接收并解读来自耳朵的信号，因此你能听见声音。

触觉中枢

　　这个感觉中枢接收来自皮肤里感受器的信息，并记录热度、痛苦、压力和其他感觉。

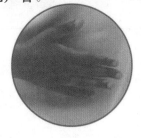

语言中枢

　　语言中枢使你能够说话，韦尼克区使你能够理解别人说的话。

帕金森病

　　帕金森病会影响脑干里的细胞，患者身体会颤抖，很难控制自己的动作。使用正电子发射断层扫描仪（PET 扫描仪），借助放射性染料来监控脑的活动（见右图），可用于对一些脑部疾病的诊疗。

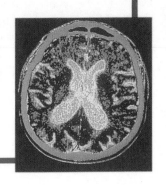

运动中枢

　　运动皮层位于大脑顶部，该脑区负责计划你的动作，并向肌肉传送信号，让肌肉带动四肢。

视觉中枢

　　视觉中枢位于大脑皮层后部，负责处理来自眼睛的信号，使你能够理解所看到的东西。

大脑皮层功能区

　　大脑皮层的特定区域与感觉和动作相关联。不同的感觉中枢处理来自不同感官（比如眼睛和耳朵）的信号，也有多个脑区与一项功能相关的情况。例如，大脑有两个听觉中枢，一个负责监测音质——音高和音量等，另一个则负责理解声音传递的信息。

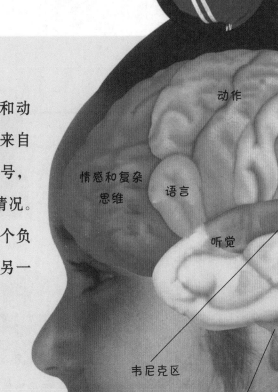

动作
触觉
情感和复杂思维
语言
视觉
听觉
小脑
韦尼克区
脑干

脊 髓

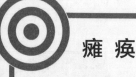

脊髓是人体中的主神经束，大约有你的手指那么粗。来自皮肤的触觉信号以及来自脑的指令都通过脊髓传输。脊髓参与一些称为反射动作的快速反应，可以保护你不受伤害。

脑

脊椎

脊髓

瘫 痪

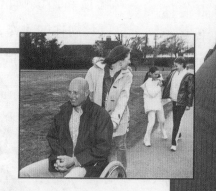

如果脊髓受损，可能导致瘫痪，失去行动能力。腿部截瘫的人可以借助轮椅移动。

脊髓的构成

构成脊髓的神经束穿过一条由多块脊椎骨的孔连成的通道，这通道可以让脊髓抵御撞击。有31对神经从脊髓长出分支，与身体的其他部位相连。

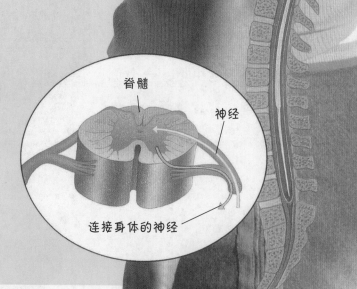

脊髓

神经

连接身体的神经

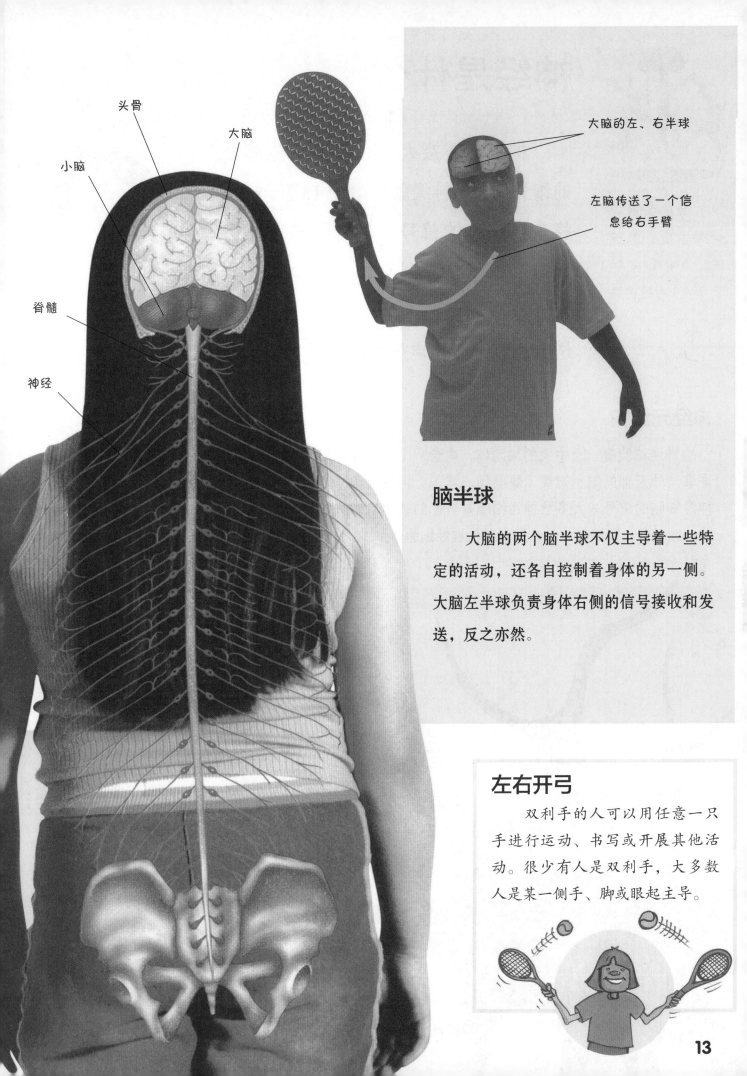

头骨

大脑

小脑

脊髓

神经

大脑的左、右半球

左脑传送了一个信息给右手臂

脑半球

大脑的两个脑半球不仅主导着一些特定的活动，还各自控制着身体的另一侧。大脑左半球负责身体右侧的信号接收和发送，反之亦然。

左右开弓

双利手的人可以用任意一只手进行运动、书写或开展其他活动。很少有人是双利手，大多数人是某一侧手、脚或眼起主导。

13

神经是什么

神经是连接大脑和身体其他部分的细长纤维。神经就像微型电缆一样，将来自感官的信号传输到大脑，再将大脑的指示传输到身体的其他部分。令人惊叹的是，神经细胞每秒可以传送数百万个微小电脉冲。

神经信号的传输速度非常迅速，最快能以580千米/小时的速度传递。

神经元结构

神经细胞有一个中央的细胞体，内含一个细胞核，周围有许多向外延伸的细小树突（像触须一样）。树突接收来自其他神经细胞的信号。大多数神经细胞有自己的轴突，像一根长长的"触手"，能够将信息传送到其他神经细胞。

髓鞘

轴突

树突

突 触

突触是神经细胞之间的细小部位，是神经细胞发生联系的地方。当神经信号到达轴突末端时，它就会触发化学信使的释放，化学信使跃过突触间隙，到达受体，将信号传递下去。

神经细胞体

细胞核

突触

受体

化学信使

受体

14

轴 突

大多数轴突外面都包裹着一层叫髓鞘的膜。多条神经纤维集合在一起，形成神经束。多束神经束由神经外膜包裹着。

轴突

神经外膜

神经束

多发性硬化症

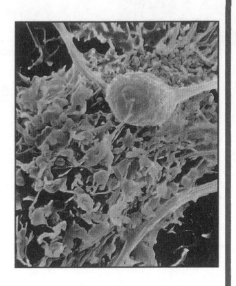

就像包裹在电线外的绝缘外皮一样，轴突周围的髓鞘可以防止神经信号泄露，并加速信号传播。多发性硬化症（MS）是一种因为神经髓鞘受损而导致信号不能传输的病症。这种疾病多见于青年人，药物可以缓解该病的症状，不过目前还无法治愈。

麻痹性毒液

一些毒蛇，比如眼镜蛇，向猎物体内注射毒液，麻痹它们的肌肉。毒液的作用是阻碍神经信号跃过连接神经细胞和肌肉细胞的突触。

神经与学习

学习的过程就是信号在神经细胞之间反复传递以建立通路的过程。一旦这些途径被建立起来，神经信号就能更容易地传递。这一点就解释了为什么学习一门技能，比如学小提琴，开始时比较难，后来却容易得多。

动作与反射

自主性运动是指你自愿选择去做的动作，比如踢球、打开灯的开关等。脑中的运动中枢会计划这些动作并指示肌肉实施。非自主运动是指那些没有下意识指示的身体动作，其中包括保护你免遭危险的反射动作。

短跑运动员听到发令枪声后，会迅速做出反应，命令自己的脚蹬离起跑器，这个过程只需 0.1 秒的时间完成。

自主性运动

当你想要拿起一个杯子时，你的眼睛所捕获的信息会帮助脑准确定位它。脑中的运动皮质会通过运动神经将信号传送到手臂和手部的肌肉。当你伸手去拿时，你的眼睛和内部感受器会监测手臂的位置，确保动作顺利完成。触觉感受器会帮你的手指抓住那个杯子。

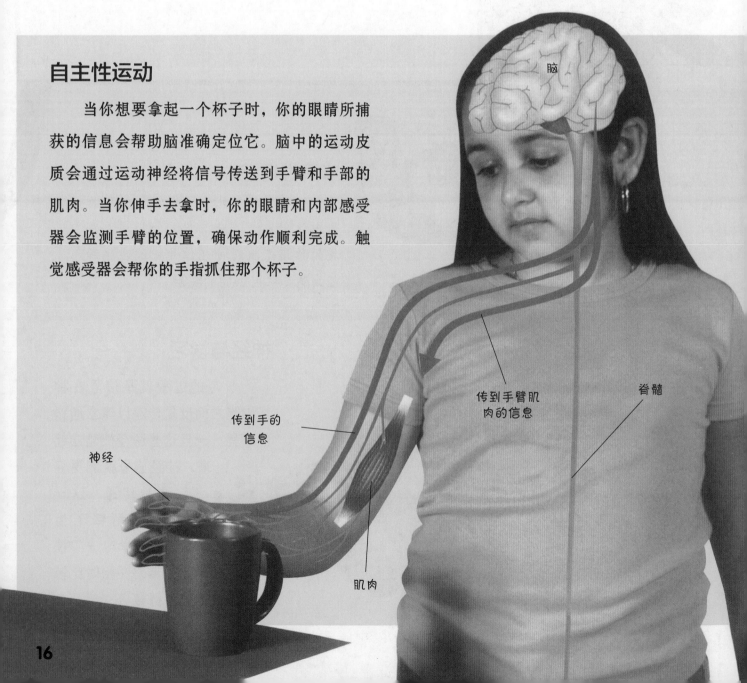

脑

传到手臂肌肉的信息

脊髓

传到手的信息

神经

肌肉

测测你的反射

反射是身体做出的快速反应，通常是为了防止我们受伤。这些反应发生得太快，以至于脑来不及下达指令做这个动作，而是由脊髓里的神经发出指令。你可以做一个简单的反射测试，让你的朋友轻敲你膝盖骨的下方。这种轻敲会绷紧大腿的肌肉，脊髓命令你的大腿肌肉收缩，让你的腿自动地踢出去。

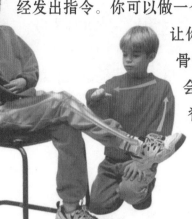

眨眼睛

如果你看到一个物体快速飞向你，你的身体会本能地避开危险。你会举起手臂保护头部不受到飞来之物的袭击，也会通过眨眼睛来保护你敏感的眼睛。

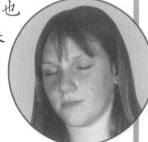

非自主运动

如果你抓到了杯子滚烫的杯壁而不是杯把，你手指上的痛觉感受器会迅速给你的脑发送信息，甚至在信号到达脑之前，脊髓就会对这个信号做出反应。它命令你的手指扔掉杯子，以防止你被烫伤。这就是反射动作。与此同时，脊髓会给脑传递一个信号，告诉它刚才发生了什么。

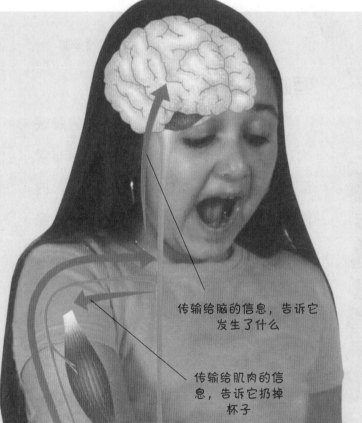

传输给脑的信息，告诉它发生了什么

传输给肌肉的信息，告诉它扔掉杯子

传输给脊髓的信息，告诉它感到了疼痛

脊髓

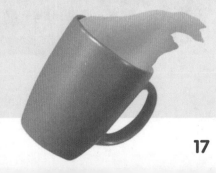

17

自主神经系统

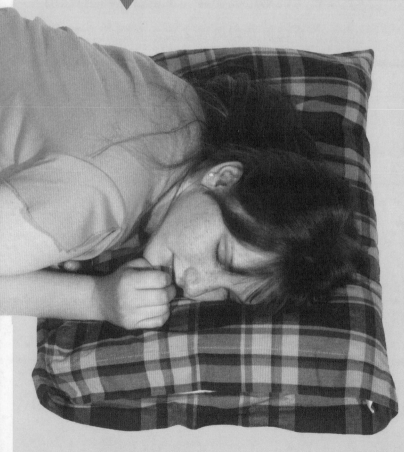

在你睡着的时候，大脑仍然在忙碌着。有些人会说梦话，甚至梦游！

自主神经系统的作用就像飞机上的自动驾驶仪，不需要我们去想，它就能调控身体的活动过程，比如呼吸。脑下部的脑干和中脑，以及脊髓和许多周围神经，都是自主神经系统的一部分。不管你是醒着还是睡着，你的"自动驾驶仪"都能使身体平稳运转。

醒来

快速眼动睡眠

深度睡眠

睡眠模式

入睡后，脑会进入深浅不同的睡眠状态，包括深度睡眠，以及当大脑非常活跃的时候（见第10页），会进入的快速眼动睡眠。一晚上，你会多次从深度睡眠进入到快速眼动睡眠，每次间隔60–90分钟，然后你会睡得越来越浅，直到醒来。

睡眠是什么？

没有人能完全理解，我们睡着时，脑到底发生了什么，可我们知道睡眠至关重要。做梦也是一件非常神秘的事情。有些专家认为，做梦就是脑在回顾白天接收到的所有信息。

自主神经系统

自主神经系统可以使身体保持一天 24 小时的稳定运行。例如，当光线变化时，它会调动你眼部的肌肉；它会指导你口腔中的腺体分泌唾液，以帮助咀嚼；它还会指导你的肠道持续消化。自主神经系统还控制着血液中氧气和葡萄糖供能的水平。

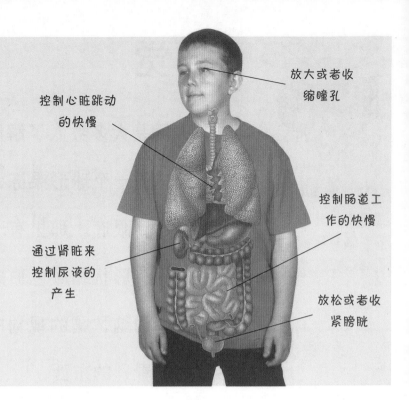

放大或者收缩瞳孔

控制心脏跳动的快慢

控制肠道工作的快慢

通过肾脏来控制尿液的产生

放松或者收紧膀胱

自主跑步

当你慢跑时，自主神经系统会调节你的心率和呼吸频率，以供给肌肉所需的氧气与能量。脑下部会指示你的肺进行强度更高的工作，让更多的氧气进入到血液中。它还能指示你的心脏加速跳动，输送更多氧气和能量到肌肉中去。这些甚至在你没想到时就发生了。

失去意识

头部受到重击会使你失去意识。当你苏醒后，可能会感到恶心、晕眩和头痛。极端情况下，有些人会失去记忆。如果你受了这种伤，一定要尽快去看医生，检查有没有造成更严重的损伤。

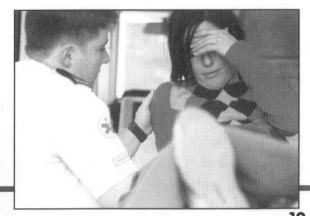

19

视 觉

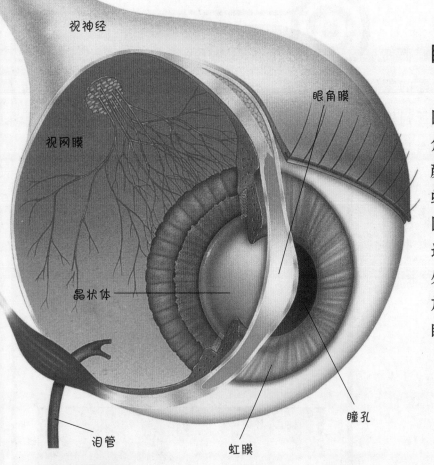

昆虫有复眼，里面包含很多晶状体，有些家蝇的晶状体多达 2,000 个。

视觉是大多数人了解周遭情况所依靠的主要感官。你的眼睛就像一个球形果冻，每个眼球都包含一个晶状体，将光聚焦到眼底。那里有一个光敏区，叫做视网膜，检测各种光线、形状和颜色形成的各种图像。这些信息通过视神经传递到脑，脑的视觉中枢负责处理这些数据，让你能够理解所看到的东西。

视神经

视网膜

晶状体

泪管

虹膜

眼角膜

瞳孔

眼睛内部

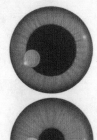

眼睛前面有一层半圆形透明薄膜，叫做眼角膜；眼角膜后有个有颜色的环形组织，叫做虹膜；虹膜中间有一个圆孔，叫做瞳孔。光穿过瞳孔进入眼睛，虹膜处的肌肉通过收缩或者放大瞳孔来控制进入眼睛的光有多少。

变化的图像

晶状体将光聚焦到视网膜上，视网膜上的图像是颠倒的。视网膜细胞将颜色和形状转化成神经信号传送给脑，脑再把颠倒的图像"翻转"过来。

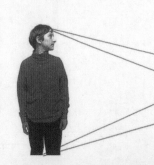

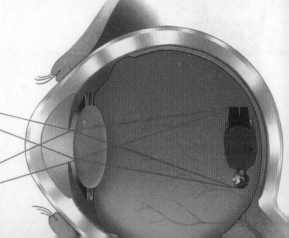

保护眼睛

强光会伤害你的眼睛。想要保持眼睛的健康，就要记得在强光下戴墨镜，并且避免直视太阳。眼镜和护目镜还能保护你的眼睛免受灰尘侵扰。

右边的视野

重叠的视野

左边的视野

双眼视觉

你的双眼相距几厘米，各自所看到的景象有些许不同。两个视野会在眼睛前方的一个区域重叠，如左下图所示。每只眼睛接收到的信息会通过视神经传送到另一侧大脑的视觉中枢。在这里，信号会被解码。重叠区域的数据有助于你判断距离，所以你可以聚焦到一个正在移动的球上。它还可以给你一种三维视觉。如果你只有一只眼睛，那么，所有的东西看起来都较为平面。

失 明

有些人是先天性失明，还有一些人是由于事故或者疾病失明。失明者依赖其他感官认知世界。触觉能帮助他们"阅读"一种在页面上以凸点呈现的文字——盲文。

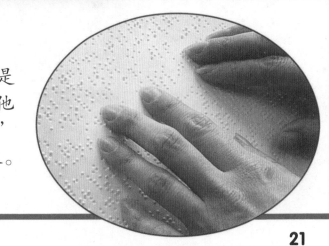

听觉与平衡

你现在可以听到什么声音？即使没有听到很大的噪音，你也能听到很轻的声音，比如汽车驶过的声音。声波是通过空气传播的振动，它们就像池塘里的涟漪一样，从声源处传播开来。当声波传到耳朵里，你就听见了。你的耳朵和眼睛等其他感官一起，帮助你保持平衡。

船的颠簸会扰乱你耳朵里的平衡器官。这时，你耳朵发出的信息与眼睛捕获的信息相矛盾，因此你会感到头晕。

耳朵保护

巨大的噪音，比如工人的钻孔声，音量很高的音乐等，会损害你的听力。所以，一定不要把音乐的音量调得太大。

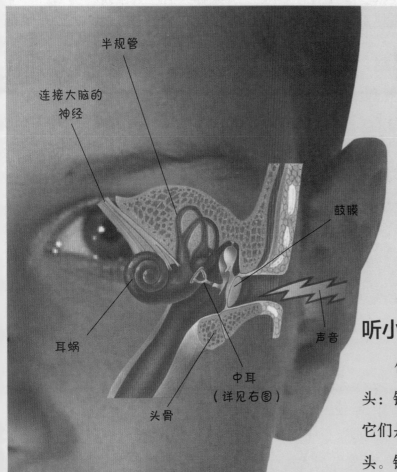

半规管

连接大脑的神经

鼓膜

耳蜗

中耳
（详见右图）

头骨

声音

耳朵是如何工作的？

声音会沿着耳道传播进去，振动你的鼓膜。这些振动穿过中耳抵达你的耳蜗。耳蜗里充满了液体，内膜上覆盖着很多细小的纤毛，这些纤毛随着传来的振动摇动，产生电信号，传送到大脑来分析这个声音。

听小骨

你的中耳有三块骨头：锤骨、砧骨和镫骨，它们是你身体里最小的骨头。镫骨只有5毫米长。

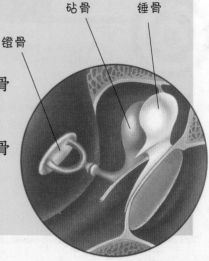

砧骨

锤骨

镫骨

平衡感受器

　　来自眼睛、皮肤、耳朵和其他感官的信息可以帮助你保持平衡。耳朵里的平衡器是3个充满液体的环状管，叫做半规管，它们的位置相互垂直，所以不管你朝哪个方向倾斜头部，至少1个半规管里的液体会跟着产生漩涡。半规管的神经将信息传输给脑，脑就会知道你的头部倾向哪边。

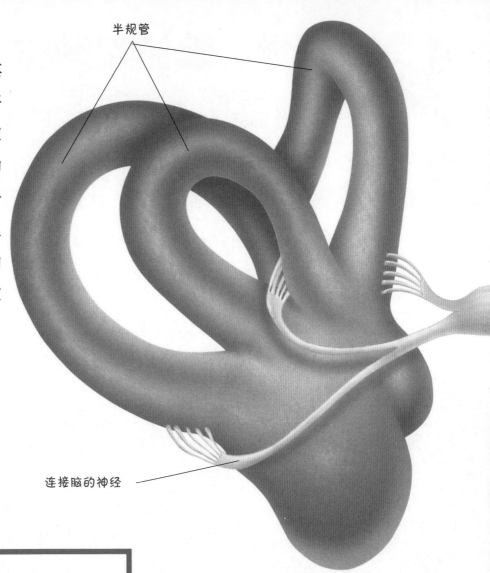

半规管

连接脑的神经

耳聋

　　有些人是先天性耳聋，有些人是由于疾病或者受伤造成的后天性耳聋。助听器可以放大声音，从而帮助一些有听力障碍的人。许多耳聋的人会使用手语和读唇语与其他人交流。任何人都可以学习手语，你也试一试吧！

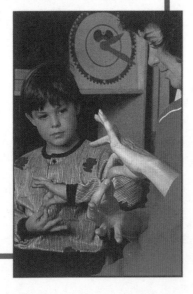

音高

　　音高是指一个声音的高低。高音和低音会产生不同频率的声波。高音比低音振动得更快，即频率更高。音高用赫兹（Hz）衡量。人类只能听到20-20,000赫兹之间的声音。狗、蝙蝠和海豚等动物，则可以听到频率更高的声音。

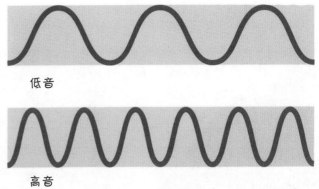

低音

高音

味觉、嗅觉和触觉

你的味觉和嗅觉使你能够品尝食物。想象一下，如果你不能品尝味道，一日三餐会多么"无味"啊！这两种感觉还能探知出危险信号，比如一缕预警的烟味或食物腐坏的味道。触觉是另一种重要的感觉。一组不同的触感，向你传达关于外部世界的各种信息。

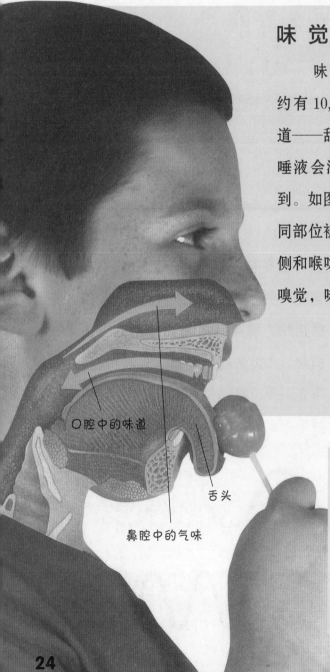

当你吸气的时候，气味颗粒会被迫通过鼻子中的嗅觉感受器，让你能更敏锐地嗅出气味。

口腔中的味道

舌头

鼻腔中的气味

味 觉

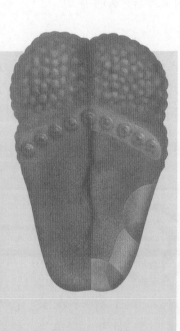

味蕾是你舌头上的小突起，大约有 10,000 个，它们主要探知四种味道——甜味、酸味、咸味和苦味。你的唾液会溶解食物中的味道物质让你尝到。如图所示，这四种味道在舌头的不同部位被尝到。你口腔的上颚、脸颊内侧和喉咙上部也有味蕾。如果你失去了嗅觉，味觉也会受到影响。

疼痛感

疼痛是你在身体受到伤害时的感觉。止痛药非常有用，现代医学已经研发了各式各样的止痛药。牙医在给你治牙之前，会给你注射麻醉剂。

嗅 觉

气味由飘浮在空气中的微粒组成。你的鼻子可以辨别多达 10,000 种不同的气味。当你吸气的时候，空气中的气味分子通过鼻孔进入鼻腔。鼻腔顶部有两小片敏感的区域叫嗅球，覆盖着纤毛。它们探知气味，然后将信号传送给脑，脑再将其解释为不同的气味。

嗅觉器官

嗅球只有拇指指甲大小，上面长有细小的毛，称为纤毛。这些纤毛伸进鼻腔内壁的黏液沾住的气味粒子。然后，气味就会被数百万个微小嗅觉细胞探知到。

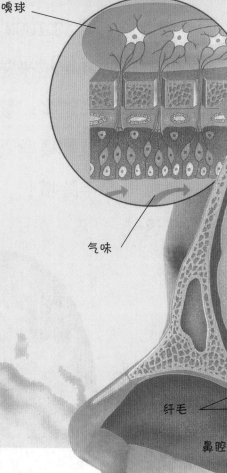

嗅球

气味

大脑

纤毛

鼻腔

嗅球

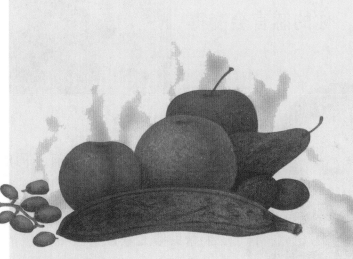

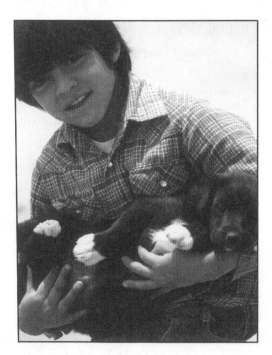

触 觉

皮肤是你的触觉器官，它可以使你感受到不同的质地，比如小狗身上软软的毛。你的手掌、指尖、嘴唇和舌头是身体最为敏感的部位。

你有没有过脚麻的感觉？这通常是因为神经受到了压迫。只要神经受到的压迫消失，这种感觉就会很快消失。

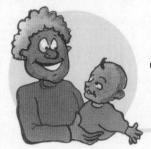

一生之中的神经系统

你一出生，就拥有了一辈子所需要的全部脑细胞，大约 1000 亿个。随着脑细胞之间建立的联系越来越多，你对这个世界的认识也越来越多。婴儿的感觉非常敏锐，可他们的脑需要学着理解所感知的信息。随着你的年龄增长，你的感官会变得越来越迟钝。

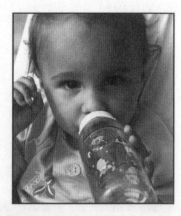

脑部的发育

婴儿在出生之前，脑就开始发育了。当胎儿发育到第3周的时候，头部的一团神经组织开始发育成大脑、小脑和脑的其他部分。与此同时，脊髓和神经系统的其他部分也在发育。婴儿即将出生时，脑的所有部分都已成型，甚至形成了大脑皮层褶皱。

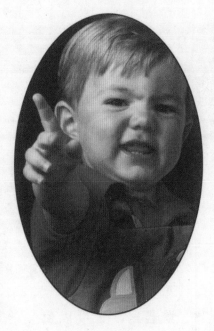

婴儿的发育

婴儿一出生就具有不同的本能反射，这些反射有助于婴儿的生存。其中一种吸吮反射，能帮助婴儿获取母乳中的营养。随着成长，孩子逐渐学会理解图像、气味、味道和其他感觉。并学会聚焦和识别人脸，然后开始咿呀学语，最后学会说话。

第9个月（即将出生时）

第3个月

第6周

第3周

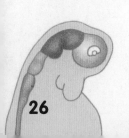

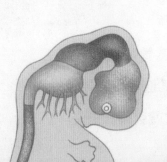

26

戴眼镜

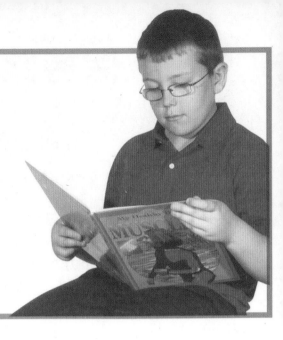

任何年龄的人都可能患上近视或远视，这是由于眼球被拉长或挤压，导致图像不能直接聚焦到视网膜上。佩戴眼镜或隐形眼镜都可以改变焦点，使图像恰好落在视网膜上，这样就可以看清了。要定期去看眼科医生，确保你的眼睛处于最佳状态。

学 习

学习是让脑细胞之间建立起联系。每个神经细胞可以形成多达 10,000 个这样与其他细胞的联系，因此，脑细胞之间可以建立的联系总量是极其庞大的。孩子每天可以吸收大量的信息，所以学习较为轻松。在 20 岁左右，你的脑细胞开始逐渐死亡，学习也会变得较为困难。不过，你还有足够多的细胞！

阿尔兹海默症

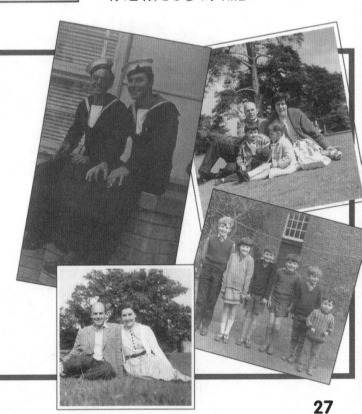

阿尔兹海默症是一种会影响脑的疾病，多数发生在老年人身上。患者大脑神经细胞间的联系被扰乱，引起记忆缺失、情绪波动和肌肉不受控制等症状。有时，可以用老照片帮患者回忆过去生活的细节，不过，医生还没有发现治愈阿尔兹海默症的方法。

保持健康

你的神经系统真的很神奇。为了让大脑、感官和身体其他部分保持最佳状态，要注意健康饮食、经常锻炼。脑越用越活，所以要尽量多地使用脑。神经系统像身体的其他部分一样，有时也会出现故障。疾病和情绪问题都可能影响脑，药物或者心理咨询通常会有所帮助。

均衡饮食有助于保持你的感官和神经系统健康。你的脑和身体还需要充足的水分！

药物的影响

非法药物会影响你的神经系统，哪怕是像酒精或烟草（见右图）这样的合法药物，也会干扰你身体的自然机能，改变脑中化学物质的平衡。有些药物有成瘾性，会损害健康。

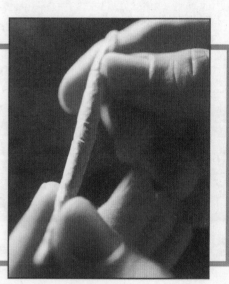

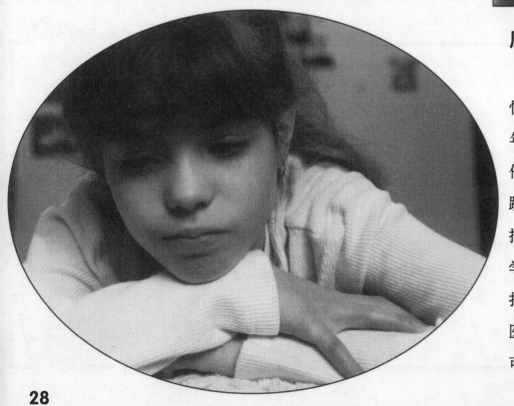

应对抑郁症

每个人都会时不时地感到忧虑或者情绪低落，不过有些年轻人的抑郁问题更加严重，他们会交替出现伤心无助与狂躁（精力极其旺盛）的情绪。抑郁症的诱因可能是脑中的化学物质失衡或者情绪问题。去找专业的心理咨询师或精神科医生，服用医生开的处方药，可能有所帮助。

压力

　　我们会时不时地感受到压力。与朋友、父母或者其他值得信任的成年人好好聊聊你的苦恼，能帮助你缓解压力。如果你被人欺负了，一定要告诉成年人。瑜伽也可以舒缓压力，它是一项使人镇静的运动。冥想——一种凝聚心神的技巧也有用。也有人喜欢选择充满活力的运动来缓解压力。

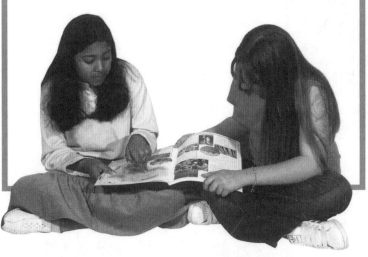

视力测试

　　身体的很多部分，比如你的眼睛和牙齿，需要经常检查才能保持健康。去找眼科医生看一看，可以解决眼部问题，还能检查出一些疾病。如果你的听觉或平衡等感觉出现了问题，也一定要找医生看看。

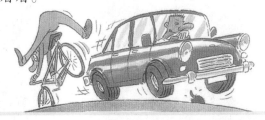

血管

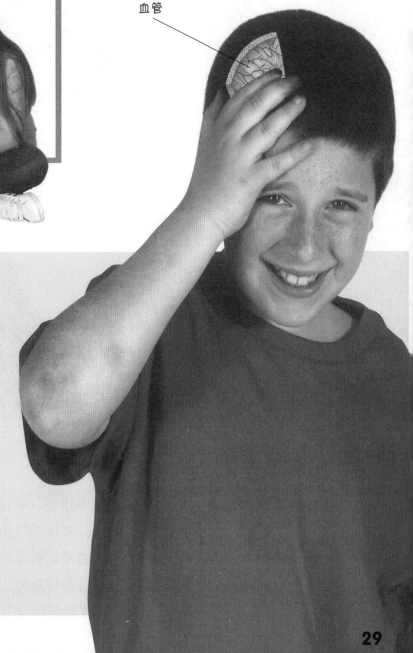

偏头痛

　　偏头痛是一种非常严重的头痛病，诱因包括压力、药物（比如酒精），甚至食物（比如巧克力）。随着通向脑的血管收缩变窄，脑的供血就会减少，患者不仅会出现严重的头痛，还会感到恶心和视觉异常。偏头痛很常见，如果你有类似的症状，一定要去看医生。

神奇的身体

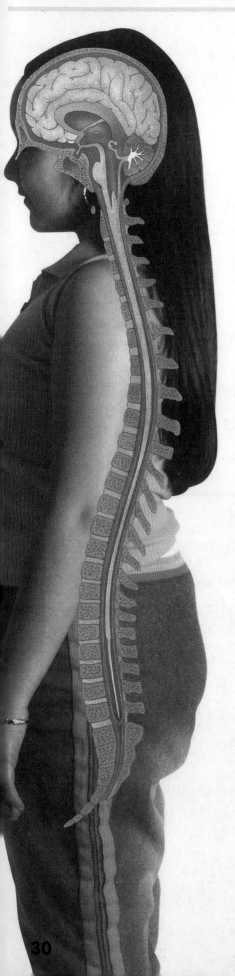

脊髓是身体的主神经，成年人的脊髓大约长 45 厘米。

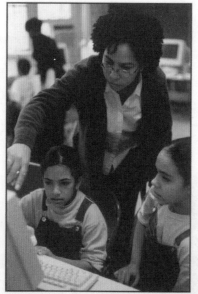

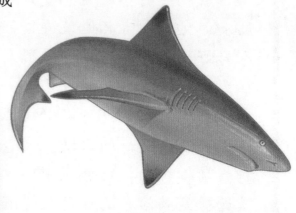

有些动物拥有超敏锐的感官。猎犬的嗅觉比人类要敏感很多倍，鲨鱼可以在水中嗅到几千米外的一点血味。

20 岁以后，每天都有一万多个脑细胞死亡，学习会变得更加困难。所以在能学的时候，一定要多学！

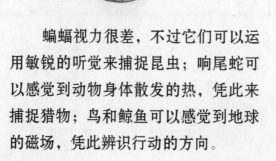

相对于体型，人类的"大"脑重量大约占据整个身体的 2%。抹香鲸的脑是世界上最大的，可占自身比例却很小。

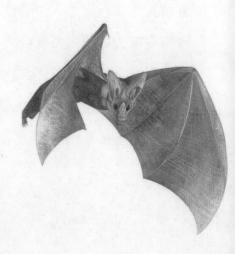

蝙蝠视力很差，不过它们可以运用敏锐的听觉来捕捉昆虫；响尾蛇可以感觉到动物身体散发的热，凭此来捕捉猎物；鸟和鲸鱼可以感觉到地球的磁场，凭此辨识行动的方向。

术语表

半规管：内耳中 3 个充满液体的环状管，能帮助身体保持平衡。

大脑：位于脑的上部，分为 2 个半球。

大脑皮质：大脑的皱褶外层，是脑进行思考的部分。

反射动作：一种快速的、自动的动作，通常有助于保护身体免受伤害。

脊髓：身体的主要神经束，沿着脊椎从上向下延伸，负责连接脑与全身神经。

神经：一根细长的纤维，负责接收脑的信号和传递信号给脑。

神经元：一个接收和传递神经冲动的神经细胞。

视网膜：眼睛后部的一个光敏区，将形状和颜色的信息传递给大脑。

树突：从神经细胞中伸出的细长"触手"，接收来自其他神经细胞的信号。

突触：2 个神经细胞之间的微小部分。

小脑：位于大脑下，帮助身体平衡和协调。

运动皮层：大脑皮层的一部分，负责自主运动（受意识控制的活动）。

中枢神经系统：神经系统的一部分，由脑和脊髓组成。

轴突：从神经细胞中伸出的细长"触手"，负责传递来自脑的指令。

周围神经系统：遍布全身各处的神经网络。

自主神经系统：神经系统的一部分，控制着呼吸和消化等自主生理活动。

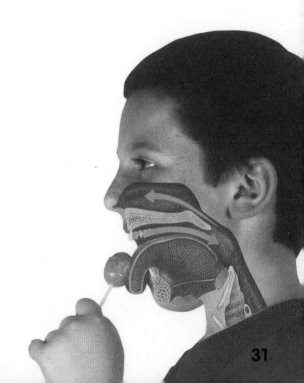

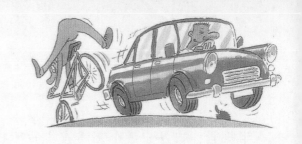

图书在版编目（CIP）数据

青少年身体认知和管理书：身体是如何工作的？.
神经系统 /（英）珍·格林著；刘长江，庄莹译. -- 北
京：海豚出版社，2024.12
　　ISBN 978-7-5110-6846-0

　　Ⅰ. ①青… Ⅱ. ①珍… ②刘… ③庄… Ⅲ. ①人体—
青少年读物 Ⅳ. ①R32-49

　　中国国家版本馆CIP数据核字(2024)第077523号

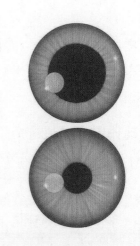

版权登记号：01-2021-3241

My Healthy Body Brain And Senses
Copyright © Aladdin Books 2024
Written by Jen Green
Illustrated by Ben Hawkes
An Aladdin Book
Designed and directed by Aladdin Books Ltd.
PO Box 53987London SW15 2SF
England

出 版 人： 王　磊

项目策划： 童立方·小行星
责任编辑： 张国良
特约编辑： 王　蓓　李静怡
装帧设计： 李倩倩　方　舟
责任印制： 于浩杰　蔡　丽
法律顾问： 中咨律师事务所　殷斌律师

出　　版： 海豚出版社
地　　址： 北京市西城区百万庄大街24号
邮　　编： 100037
电　　话： 010-68325006（销售）010-68996147（总编室）
传　　真： 010-68996147
印　　刷： 河北彩和坊印刷有限公司
经　　销： 全国新华书店及各大网络书店
开　　本： 16开（889mm×1194mm）
印　　张： 16
字　　数： 100千
印　　数： 1-4000
版　　次： 2024年12月第1版　2024年12月第1次印刷
标准书号： ISBN 978-7-5110-6846-0
定　　价： 148.00元（全8册）

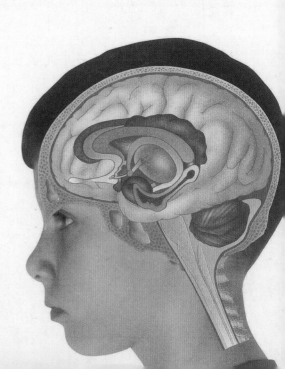

青少年身体认知和管理书
身体是如何工作的？

生殖系统

[英]珍·格林◎著

刘长江　刘禹诚◎译

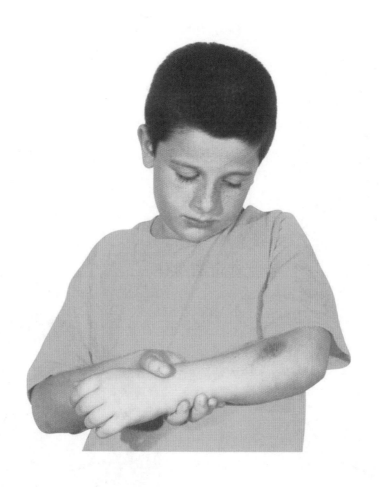

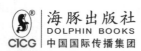

海豚出版社
DOLPHIN BOOKS
中国国际传播集团

目 录

简 介

从参天大树到小动物，所有生物都是由一种叫做细胞的单元组成的。最简单的生物体仅由一个细胞组成，而大型生物体则由上万亿个细胞组成。所有生物通过繁殖来避免物种的消亡。繁殖是一个奇妙的过程，诞生了包括你我在内的所有生物体！这本书将帮助你了解细胞和生殖系统的相关知识，教你如何保持细胞与生殖系统的良好状态，拥有一个健康的身体。

诊断治疗

在本书的红色方框中，你可以了解到不同的病症，以及这些病症对人体可能造成的影响。

疾病预防

在本书的绿色方框中，你可以了解如何改善你的健康状况，让你的细胞和生殖系统保持最佳状态。

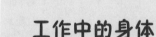

工作中的身体

在本书的黄底背景区域，你可以阅读相关说明，了解人体内部的运行方式。

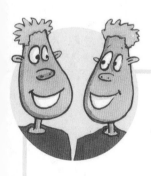

健康小·贴士

在本书的黄色方框中，你可以深入了解人体的不同部分及其运行方式，还可以在这里学习到保持身体健康的小窍门。

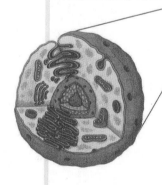

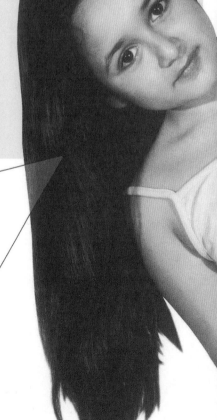

3

什么是生殖?

生殖产生新生命。父母生出孩子，孩子长大成人后又会有自己的孩子。

生殖是生物体繁衍下一代以实现物种延续的过程。生物主要通过两种方式生殖：简单生物通过一分为二的方式产生两个完全相同的个体，如海洋中的一些生物（见右图）；大部分动物，包括人类，通过雌雄交配繁殖下一代，这种生殖方式称为有性生殖。

人体系统

在人体内，细胞并非独立运作，相似的细胞会组群。同一种细胞可以结群生长，形成骨骼和肌肉等组织。不同的组织形成器官，比如心脏和肾脏。多个器官协同作用，形成人体各系统，如消化系统和循环系统。

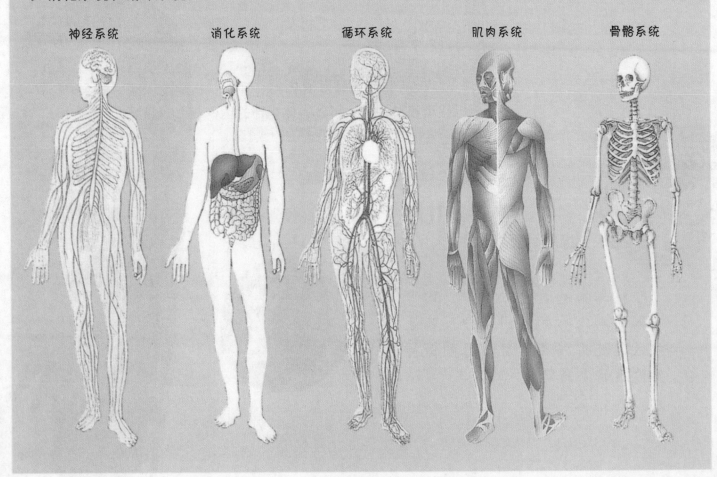

神经系统　　消化系统　　循环系统　　肌肉系统　　骨骼系统

生殖器官

生殖器官是与生殖下一代有关的身体部分。男性生殖器官包括叫做睾丸的腺体，它可以产生一种叫做精子的雄性生殖细胞，这些精子通过阴茎排出体外；女性生殖器官包括叫做卵巢的腺体，它可以产生一种叫做卵子的雌性生殖细胞，这些卵子会排入子宫。如果卵子遇到精子并受精，就会形成小生命，在子宫内成长。

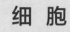

细 胞

身体的大部分细胞都非常小，只有通过显微镜才能看到。人体内大约有200多种细胞，包括红细胞（见左上图）。人体细胞在大小、形状和功能方面差异很大。

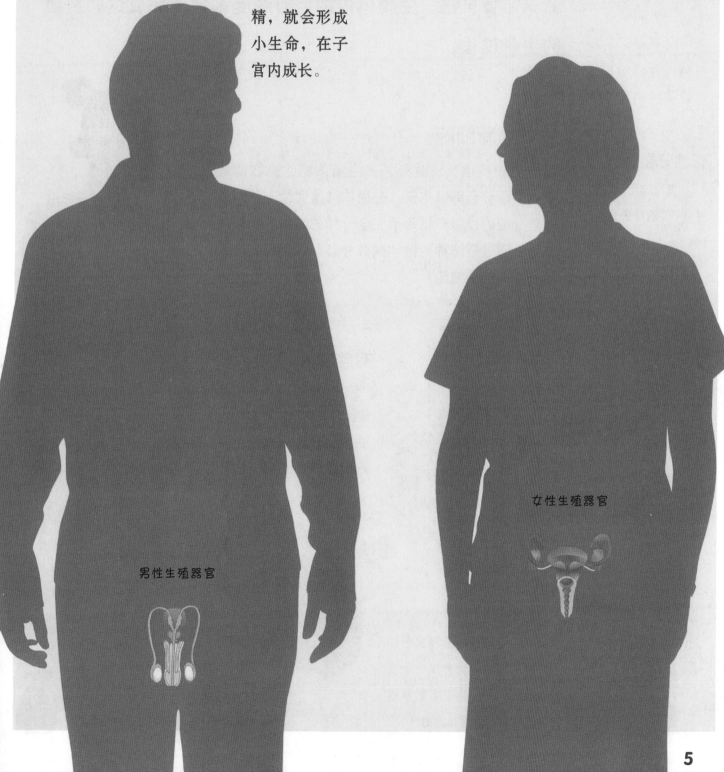

男性生殖器官

女性生殖器官

细胞的生长与新生命的诞生

细胞是具有独立生命的最小单元。所有生物，无论大小，都需要进行特定生命过程来维持生命，它们需要氧和营养。生物会活动和生长，产生废物，能感知周围的环境并做出反应。所有生物最终都会死亡，但可以繁殖新生命来接替自己。生物体内的所有细胞都需要完成这些重要的生命过程。

有些细胞的生命周期只有几天，如消化系统内的那些细胞；皮肤细胞和血细胞可以存活几个星期；而有些神经细胞可以伴随你一生。

有丝分裂 I

普通细胞分裂的时候，细胞核会分裂，形成两个完全相同的"子细胞"。

生长与新细胞

生物要生长，就必须产生新细胞。生物随着细胞不断分裂得以生长。普通体细胞通过一种叫做有丝分裂的过程产生两个完全一样的细胞。生殖细胞则是通过另一种叫做"减数分裂"的方式，产生两个不同的子细胞。

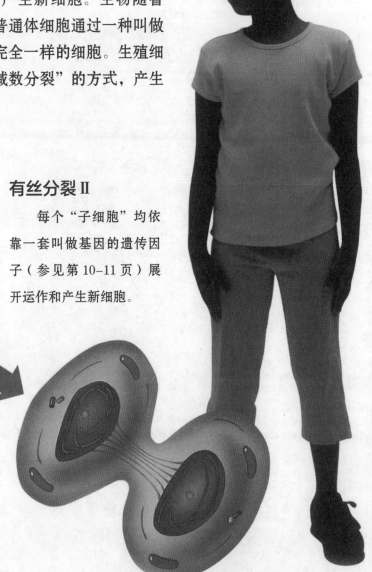

有丝分裂 II

每个"子细胞"均依靠一套叫做基因的遗传因子（参见第 10–11 页）展开运作和产生新细胞。

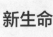

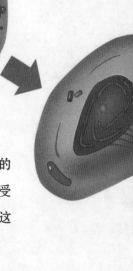

新生命

母亲的卵子和父亲的精子相结合会产生一个受精卵。宝宝的生命就从这个受精卵细胞开始的。

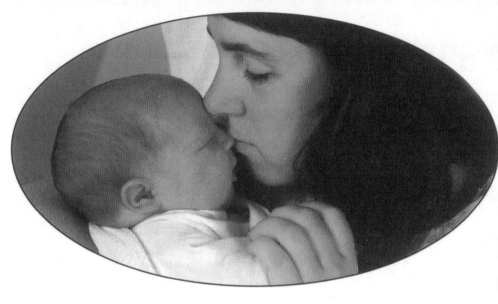

减数分裂

减数分裂和有性生殖可以产生独一无二的新生命。卵子细胞和精子细胞均通过减数分裂产生。生殖细胞的细胞核分裂，形成两个新细胞，它们不是完全相同的，只保留了一半遗传信息，另一半遗传信息则来自受精过程中的另一个生殖细胞（见第12-13页）。

生长和修复

在你从一个小宝宝长成少年，再从少年长成大人的过程中，你全身的细胞不断通过有丝分裂的方式繁殖。即使你长大成人，细胞仍然会继续分裂，来修复伤口，替代老旧细胞，让指甲、头发等持续生长。

心智成长

你在成长的过程中，会接收大量周围世界的信息。这些发生在脑里的学习过程，其实是微小的神经细胞之间建立新联系的过程。脑内细胞的改变还能帮你发展情感。人类与其他动物相比，需要花更长的时间成长，这或许是因为我们有更多的东西需要学习吧！

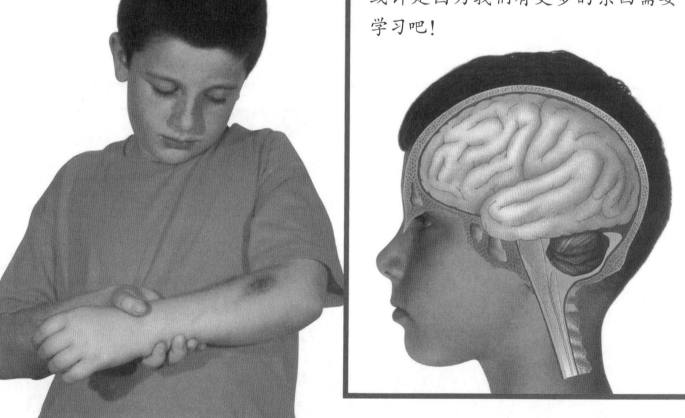

身体的构建单元

细胞就像是一个微型实验室，其中发生着生命的化学反应。细胞又像是一个小工厂，为了身体，一直忙于重要的工作。你全身的细胞生产重要的化学物质，并分裂产生新细胞。它们摄取食物营养，利用氧分解食物，释放能量并产生废物。不同细胞在周身开展不同的工作。

人体大约有50万亿个细胞，而有些微生物只由1个细胞组成，如细菌。

细胞的结构

大部分细胞都有一个细胞核，指挥着细胞工作。细胞核周围环绕着叫做细胞质的胶状物质。细胞内还有细胞器，它们就像小器官一样，开展特定的运作。细胞器中的线粒体可以分解养料，提供能量；核糖体合成蛋白质。细胞被一层细胞膜包裹着。

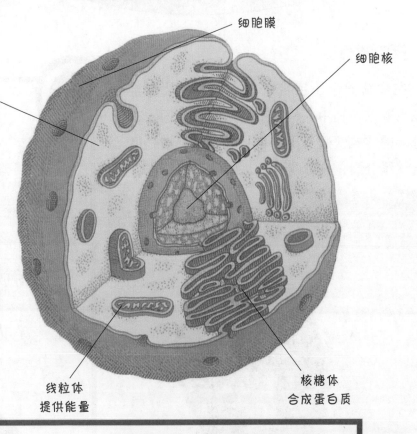

细胞膜

细胞核

细胞质

线粒体
提供能量

核糖体
合成蛋白质

癌 症

癌症是一类疾病的统称，发病时，细胞不再健康，并不受控制地增殖。这种情况下，细胞不能正常工作，而且可能形成一个肿块或肿瘤（见右图）。我们还不能确切了解为什么细胞会癌变，或许基因、饮食和环境都有一定的影响。

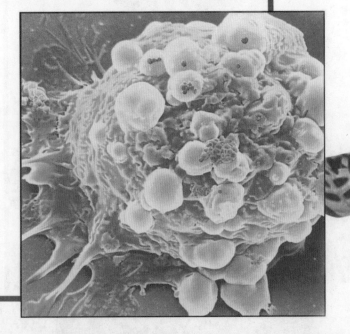

细胞类型

就像数百万颗构成沙堡的小沙粒一样，细胞也是身体的"构建单元"。每个细胞都有特定的形状来发挥功能。下文介绍了身体内的一些主要细胞类型。

脑细胞

神经细胞，比如脑细胞，是细长的纤维状细胞，负责脑与身体其他部分之间的信息传递。

心脏细胞

心脏细胞组成的特殊肌肉组织叫做心肌。心脏通过心肌收缩将血液泵到全身。

肺细胞

构成肺内壁的细胞允许氧通过并进入血循环，二氧化碳则从循环系统进入肺，然后被呼出体外。

血细胞

红细胞是血细胞中的一种，携带着氧流遍全身。红细胞外形扁平，像甜甜圈一样，这让它有更大的表面积，可以携带更多氧。

肝细胞

肝细胞为身体做了许多重要工作。比如，它们会存储来自食物的养分，还会分解毒素。

肌细胞

肌细胞由细长的收缩纤维组成。它们构成肌肉，肌肉收缩带动骨骼运动。

骨细胞

骨细胞构成骨架，支撑身体的框架。骨细胞会产生形成骨骼所需的各种物质。

生命的奥秘

有没有人告诉你，你和妈妈或爸爸长得很像？这是因为你从受精卵发育而来，受精卵含有来自你父母的遗传指令——基因。来自父母双方的基因绘制了你整个新生命的蓝图。基因是染色体上的一种编码序列。染色体位于细胞核内，呈 X 形结构。基因控制着你的各种特征，比如身高或发色。

染色体内的 DNA 是一些很长的细丝，如果将它们放大成水管那么粗，那么，一个 DNA 分子的长度将达 10 千米。

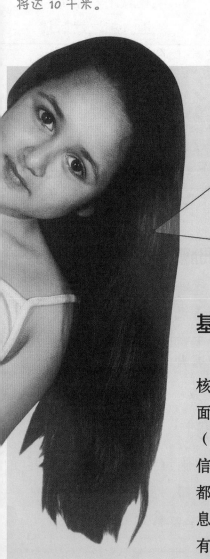

染色体

细胞

染色体

你身体里每个细胞的细胞核都含有一些细长的 X 形或 Y 形结构，称为染色体，它们由紧紧卷在一起的 DNA 分子组成。

DNA

DNA 分子的结构很特别，像一个旋转楼梯。楼梯的"台阶"是由四种化学分子配对形成。"台阶"再形成长序列，即基因。

基 因

基因是 DNA（脱氧核糖核酸）的一部分，里面包含着决定你的特征（如眼睛的颜色）的遗传信息。每个微小的染色体都包含几千个这种遗传信息片段。各种体细胞均含有 23 对染色体，其中一套来自父亲，另一套来自母亲。

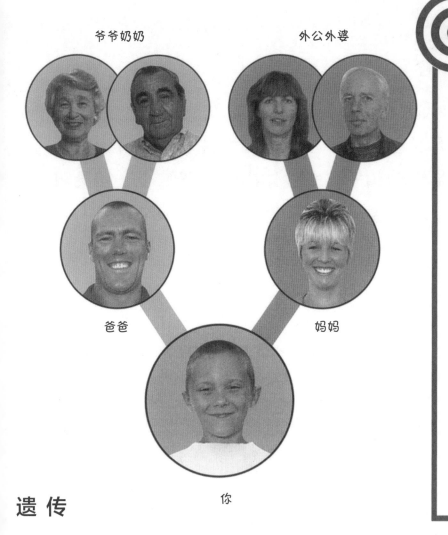

爷爷奶奶　　　　外公外婆

爸爸　　　　　　妈妈

你

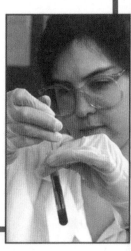

基因治疗

遗传性疾病，如囊性纤维化（一种肺病）或地中海贫血（一种血液病），是基因缺陷引起的，由父母遗传给孩子。科学家们正在努力鉴别那些使我们容易染病的基因。未来，基因工程的应用有望帮助我们修复缺陷基因，减少遗传性疾病的发生。

遗 传

孩子和爸爸妈妈长得像，是因为通过基因遗传了父母的特征。当含有爸爸基因的精子与含有妈妈基因的卵子结合，他们的基因就产生了独一无二的混合，也就决定了你的特征。爸爸妈妈的特征，遗传自爷爷奶奶和外公外婆。你长得更像爸爸一家，还是妈妈一家呢？

基因工程

科学家们可以运用一种叫做基因工程的新技术，提取某个物种的 DNA 片段，将其插入另一个物种正在发育个体的 DNA 中，这样就可以将两个物种的特征结合到一起。

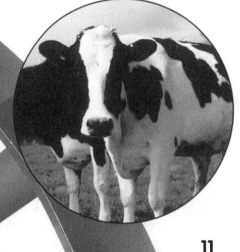

遗传密码

DNA 中四种碱基的排列顺序构成了一套遗传密码，就像字母构成英文单词一样。

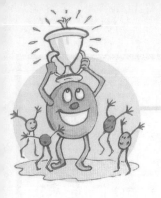

生殖过程

随着你一天天长大，身体也开始发生改变，直到有一天，你能生育自己的孩子。男性和女性发生性行为（性爱）时，来自男性的精子与女性体内的卵子结合，如果卵子成功受精，受精卵便开始在子宫内生长，一个孩子的生命便由此开始。

女性生殖细胞称为卵子，是人体内最大的细胞，直径约 0.1 毫米。与卵子相比，精子细胞非常渺小。

生殖器官

人体的生殖器官位于或靠近下腹部。男性的睾丸位于阴囊内，阴囊悬在两腿之间。青春期以后，生殖器官开始具备生育功能（见第 22–23 页）。

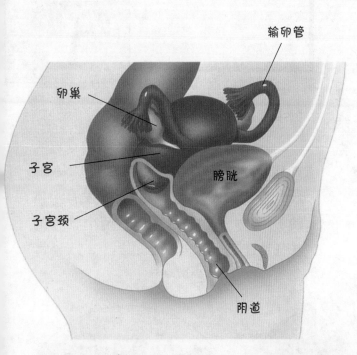

卵巢
输卵管
子宫
膀胱
子宫颈
阴道

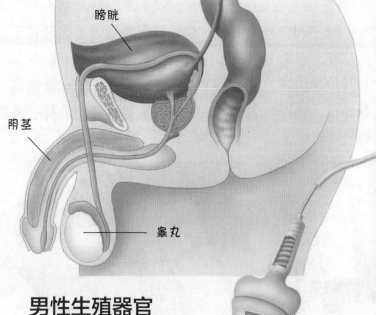

膀胱
阴茎
睾丸
精子

女性生殖器官

女性的卵巢产生卵子。当卵子成熟时（见第 13 页），它便通过输卵管进入子宫。受精卵在子宫内继续发育，未受精卵子通过子宫狭长的颈部（子宫颈），经阴道排出体外。

男性生殖器官

男性的睾丸每天可以产生数百万只类似蝌蚪模样的精子，它们摆动长尾游动。精子可以在副睾内存留几天，也可在精液中经阴茎排出体外。

卵子的发育

　　每个女性的卵巢内含有数百个未成熟的卵母细胞。卵子的成熟受性激素（人体内的一种化学物质）的控制。每个月，有一个卵子成熟，从保护卵子的囊泡中排出，沿输卵管下移。空卵泡之后还可以促进性激素的分泌。

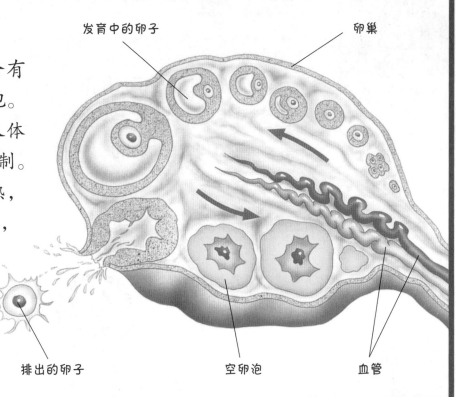

发育中的卵子　　　卵巢

排出的卵子　　　空卵泡　　　血管

精子赛跑

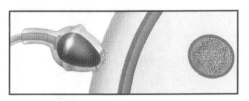

　　男子每次射精约有3亿个精子排出，但只有约100个左右可以游到输卵管，有机会遇到成熟的卵子。

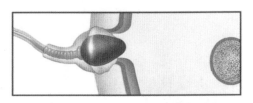

　　大量精子围着卵子，都试图穿过外膜与卵子结合。

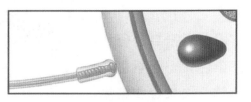

　　如果某个精子的核进入卵子，卵膜就会发生改变，阻止其他精子进入。

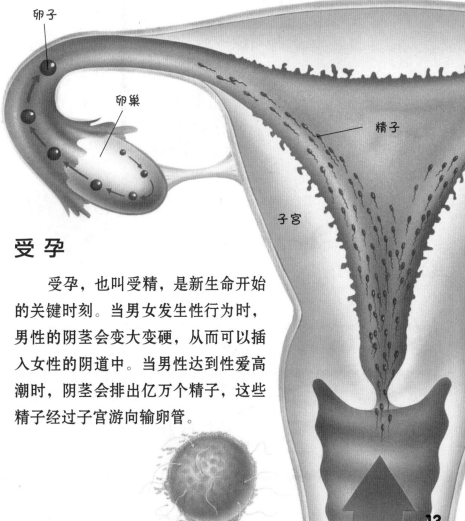

卵子

卵巢

精子

子宫

受　孕

　　受孕，也叫受精，是新生命开始的关键时刻。当男女发生性行为时，男性的阴茎会变大变硬，从而可以插入女性的阴道中。当男性达到性爱高潮时，阴茎会排出亿万个精子，这些精子经过子宫游向输卵管。

怀 孕

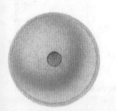

大多数雌性动物在交配之后，会产下硬壳蛋，幼体在蛋内发育，而不是在母体内发育。小狗、小猫和其他哺乳动物的发育则不同，母亲怀孕期间，宝宝在母体内生长，发育完全后，母亲将其分娩。人类的发育也是这样，出生前的 9 个月都在母亲体内度过。

受精卵

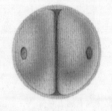

孕期疾病

如果受精卵在输卵管中发育，引起疼痛和出血（异位妊娠），则需要通过手术去除这些细胞。如果受精卵在子宫下段发育，胎盘可能会堵塞子宫颈（前置胎盘），这种情况下，分娩过程中可能需要剖腹产来避免严重出血。

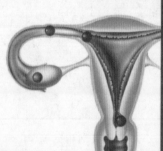

开始生长

只经过几个小时，受精卵就会从 1 个细胞逐渐分裂成 2 个，然后是 4 个、8 个……到了第 5 天，受精卵已经变成一个由大约 100 个细胞组成的细胞球，称为囊胚。

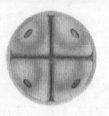

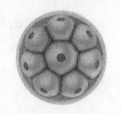

囊胚

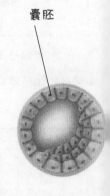

男孩还是女孩?

婴儿的性别由两种染色体决定，即 X 染色体和 Y 染色体。它们分别来自爸爸和妈妈，妈妈永远提供 X 染色体，爸爸可能提供 X 染色体或 Y 染色体。如果合并结果是 XX，胎儿将是女孩；如果合并结果是 XY，胎儿将是男孩。

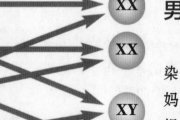

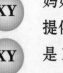

继续生长

囊胚继续分裂，其中一部分发育成了微小婴儿，称为胚胎，其余部分变成了卵黄囊（胚胎的第一个血细胞的来源）和羊膜囊（囊内有保护液，让胚胎漂浮其中）。囊胚最终附着在供血充足的柔软子宫内膜上，并从中获取生长所需的营养。

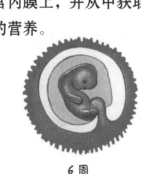

卵黄囊

子宫壁

羊膜囊

2 周

3 周

4 周

5 周

6 周

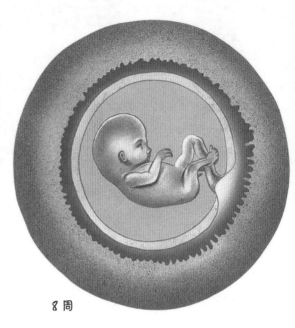

8 周

胚胎发育

胚胎细胞随着不断分裂开始分化，形成脑细胞、骨细胞、血细胞和其他所有类型的人体细胞。到第 3 周时，胎儿脑和脊椎已经形成；到第 4 周时，胎儿心脏开始跳动；到第 8 周时，胎儿虽然很小，但已初具人的形态，有了脸、胸部、腹部和四肢。（未出生的孩子称为胎儿。）

双胞胎

你家族里有双胞胎吗？如果来自卵巢的两个卵子在同一时刻分别与不同精子结合，就会发育成为异卵双胞胎。如果受精卵分裂并发育成两个分开的胚胎，就会产生同卵双胞胎。三胞胎、四胞胎和其他多胞胎的成因与之相似。

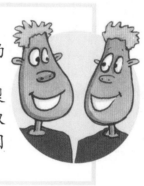

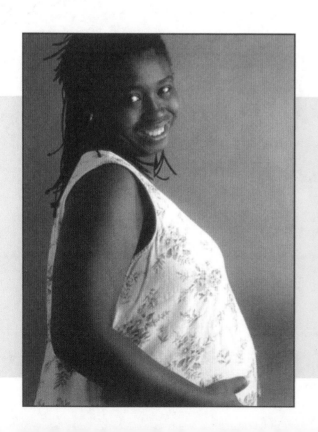

外形变化

妈妈的肚子会逐渐变大，以适合在其中生长的胎儿。在第 16 周时，胎儿的长度约为 11 厘米，此后，胎儿开始快速生长。大约第 20 周时，妈妈可以感觉到婴儿在踢动。大约第 28 周时，胎儿的体重达到出生时的一半。第 38 周时，胎儿基本长到了出生时的体型。

准备出生

大约 12 周以后，子宫里的胎儿变得更加活跃。他们大部分时间都在睡觉，也可能会伸展和踢蹬来活动肌肉。大约 38 周开始，胎儿随时可能出生，第一个出生迹象常常是"破水"，羊水囊破裂，羊水流出。这时候，子宫的肌肉开始挤压，将胎儿推出。

鸟类和爬行动物的宝宝是从硬壳蛋中孵化出来的，而大多数哺乳动物的出生方式与它们不同，是从妈妈的子宫里出生的。

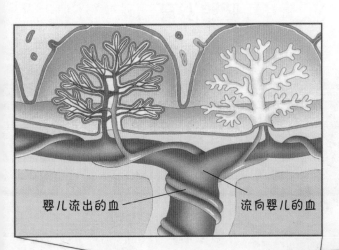

婴儿流出的血　　　　流向婴儿的血

超声波

超声波这种技术可以让医生看到婴儿在子宫内的发育情况。超声波穿过母亲的皮肤，碰到胎儿后反射回来，回音在屏幕上成像并显示出来。

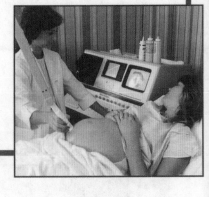

获取营养

胎儿的血液通过脐带流入胎盘中称为绒毛的指状组织。在那里，胎儿的血液与妈妈的血液并排流动，妈妈血液中的氧和营养进入胎儿的血液，置换出胎儿血液中的二氧化碳和其他废物。

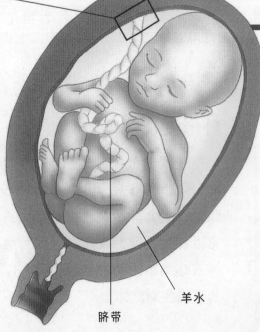

脐带　　　　羊水

胎 盘

胎盘是一个供血充足的器官，胎儿通过胎盘从妈妈那里获取所需的氧和营养。胎盘分别连接子宫和脐带。脐带是一个长管，连结着妈妈和胎儿。婴儿出生后，助产师会剪断脐带，之后脐带会脱落，留下一个肚脐眼。

1. 分娩之初

随着分娩时间的临近，大多数胎儿转成头朝下，出生时头会先露出来。如果出生时脚先露出来，叫做臀位分娩。

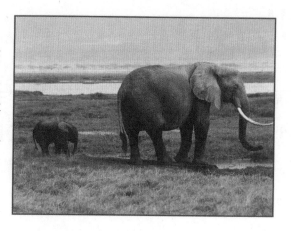

妊娠期

妊娠是指从怀孕到分娩的这段时间。大多数哺乳动物的妊娠期比人类短，小狗只在子宫中待2个月，老鼠仅3周。然而，鲸鱼和大象的妊娠期比人类长，鲸鱼要10-15个月，大象要22个月。

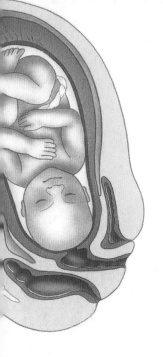

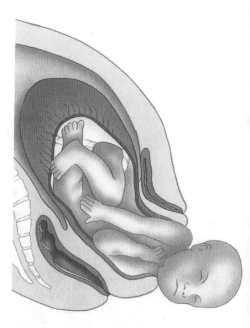

分 娩

你对自己的出生了解多少？你知道你出生花了多长时间吗？你是像大多数婴儿一样头先出来，还是脚先出来呢？当你即将出生的时候，你妈妈开始分娩。她的子宫开始收缩（变紧），刚开始比较轻柔，之后越来越用力，把你推挤出来。经过几个小时的努力，你终于来到崭新的世界。

2. 分娩之中

随着子宫继续收缩，子宫颈（子宫的狭窄颈部）会变宽，胎儿的头会转向一侧，这样更容易通过子宫颈。

3. 终于出来了

婴儿的头部露出后，身体的其他部分也会很快出来。大多数婴儿一出生就开始哭，这样能够打开呼吸道和肺部。

难产

有时候，分娩会出现一些困难。如果分娩太慢，医生会用钳子把婴儿轻柔地拉出来。有时候，需要在妈妈的腹部切一个开口，通过"剖腹产"的方式分娩出婴儿。

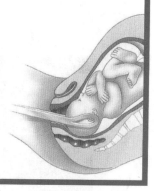

婴幼儿

出生是你经历的最大改变！你从温暖、黑暗的子宫来到一个明亮奇特的世界，这里充斥着陌生的景象、声音和气味。凭着敏锐的嗅觉，你很快就学会了在妈妈喂奶时辨识她的气味；在听到响亮的声音时哭泣。刚开始，你只能看到近处的物体，不过很快你就学会了辨识爸爸妈妈的脸。

大多数宝宝，一旦感到不舒服，比如饿了、尿了、累了、冷了或热了，就会哭个不停，来吸引父母的注意。

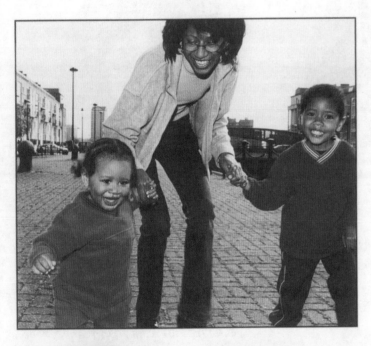

需要帮助

许多小动物出生后几小时就能站立和照顾自己，可人类婴儿在最初的几个月里，十分依赖照看他们的人。渐渐地，当宝宝的协调能力得到发展，并且有了一些力量，才能学会抬头和翻身。大多数宝宝在5-6个月大时，能在帮助下开始坐起来。

大小便训练

婴幼儿无法控制自己的大小便。吸水性强的柔软尿布可承接他们的排泄物。到合适的时候，爸爸妈妈可以开始对孩子进行大小便训练。对大多数孩子来说，到学龄时，他们基本能保持身体的清洁干燥，至少在白天可以。

睡眠模式

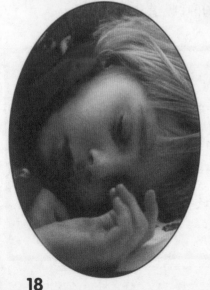

有些宝宝睡得比别人多，有些只睡一会儿，有些则会连续睡上几小时。爸爸妈妈需要逐渐给孩子灌输一个观念：夜晚才是睡觉的时候！对爸爸妈妈来说，晚上是累的，直到宝宝可以一觉睡到天亮。

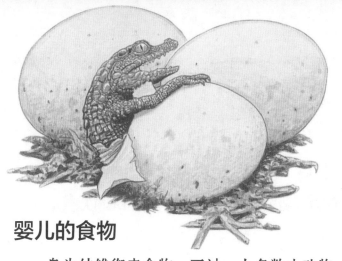

婴儿的食物

鸟为幼雏衔来食物，不过，大多数小动物，包括爬行动物（见上图）在内，都必须自己觅食。哺乳动物则与众不同，由自己的身体提供有营养的乳汁。一段时间之后，这些幼小的哺乳动物都会断奶（奶摄入量减少），开始吃固体食物。

接种疫苗

疫苗是某种疾病（致病物）的一种弱化形态，通常是注射进体内，以预防危险疾病。大多数儿童都会在幼年时接种疫苗，之后，他们的免疫系统产生称为抗体的物质，可以抵御疾病。如果他们之后感染了这种病，身体能更容易地击败它。

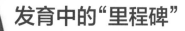

发育中的"里程碑"

像大多数孩子一样，你大约在8个月大时就可以自己坐起，再过一个月左右，你就可以爬了。到1岁左右，你就可能开始迈出摇摇晃晃的第一步，大约在14个月的时候，你就开始蹒跚学步了。孩子们经历这些"里程碑"的时间略有差异，顺序却基本相同。

坐

爬

走

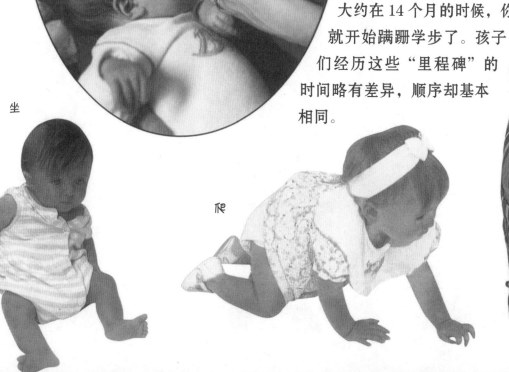

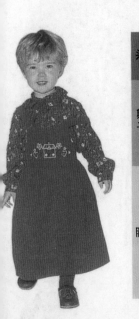

成长与学习

和所有小朋友一样，你在出生前的 9 个月以及出生后的两年里长得最快。之后，你因全身的细胞增加，而持续生长。生长受到多种因素的影响，包括基因和饮食，受脑垂体分泌的生长激素调控。随着你越长越大，你还将学会大量身体、心智和社会方面的技能。

宝宝通过模仿自己听到的声音学习说话，渐渐地，他们从咯咯笑到咿呀学语，到最后说出能听懂的话。

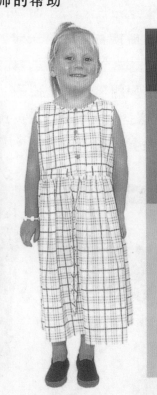

说、读和写

大约 1 岁左右，大多数小孩可以说出一些词，再大一点儿，他们可以将词连成简单的短语，再之后是复杂的句子。读写能力迟一些，通常要在学校老师的帮助下才能发展。

身体比例也在变

身体各部分的生长速度不同。和身体的其他部分相比，宝宝的头显得更大，里面装着脑。到 6 岁左右，躯干比例变大了一些，可四肢仍然短。再往后，四肢快速生长。相比躯干和四肢，成年人的头部相当小。

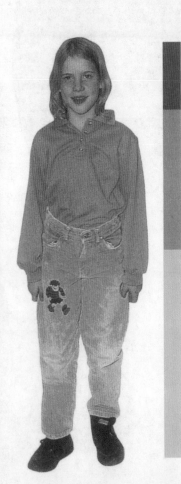

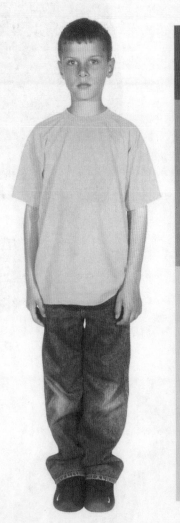

头

躯干

腿

生长所需的食物

多样的饮食，包括丰富的新鲜蔬果，以肉、蛋或豆类形式摄入的蛋白质，以及从面包和意面等食物中获得的碳水化合物，都对处于生长期的身体至关重要。在世界上一些贫穷的地方，孩子们无法获得足够的食物，或食物种类不够多样，导致发育不良，可能长不到正常的体型。

协调性

当你长得越来越高大、越来越强壮时，也会同时学着协调自己的动作。当走路和跑步变得简单之后，你能学会跳跃、骑自行车或完成一些精细的动作。运动有助于培养身体的协调性。

生长问题

部分生长问题是由不良饮食引起的，比如碘缺乏症（见下图）。还有一些问题是由体内激素不平衡引起的，比如脑垂体分泌的生长激素太少，孩子就会长得太慢；如果分泌的生长激素太多，孩子就会长得太快。医生可以利用药物解决部分生长问题。

社会技能

随着你慢慢长大，除了课堂学习和体育活动，你还能学会一些重要的社会技能。通过与其他人交往，你学会顾及他人、与人分享、制订计划和做出判断，最重要的是，你学会了交朋友。随着年龄增长，这些社会技能会变得很重要。

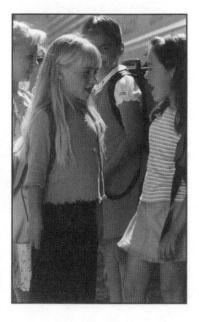

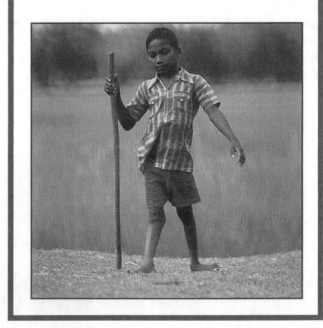

即将成年

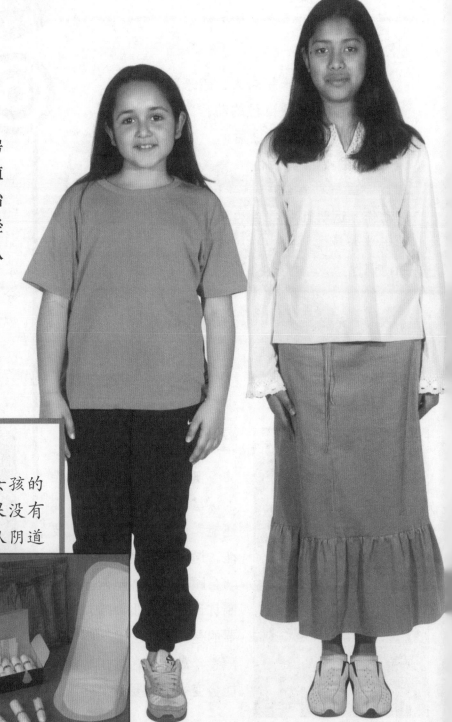

在十几岁的时候，身体会发生变化，使你具备生育能力。有些变化来得很突然（比如男孩子的变声），而有些变化则是缓慢进行的。这段生理剧变的时期，是你青春期中的一段。随着心理和身体的逐渐成长，你就准备好成年了。

男孩和女孩在青春期前后都会经历生长迸发。在这个时期，男孩可以一年长高8厘米之多。

女孩的青春期生理发育

在11岁左右的时候，女孩的乳房开始发育，臀部开始变得更圆，生殖器和腋窝处开始长出体毛，卵巢开始产生成熟的卵子。女孩开始有月经（"经期"），每个月有2-7天，会有血液从阴道流出。

经 期

经过青春期生理发育后，女孩的子宫内膜每个月增厚一次，如果没有受精，子宫内膜会破裂脱落并从阴道排出。女生们在月经期一定要注意卫生，可以使用卫生棉条或者卫生巾来吸收经血，使身体在这段时期保持洁净和健康。

男孩的青春期生理发育

男孩们的青春期生理发育开始得稍晚一些，通常会在 12 或 13 岁左右。男孩们的身体肌肉会变得更加发达，嗓音会变得低沉；生殖器周围以及其他一些部位，包括脸部和胸部，会长出体毛；睾丸开始产生精子和雄性激素睾酮。

痤 疮

青春期生理发育时，随着身体内激素的改变，皮肤会变得更多油。如果皮脂或者老旧皮肤细胞堵住了皮肤上毛发生长的小孔，就可能形成痤疮（粉刺）。

同龄人压力

青春期是容易改变自己和尝试新事物的一段时期。你的同龄人，或者比你年长的人，可能会试图说服你去做一些事情，比如吸烟。在这些事情上，你必须有自己的决断，不要受别人的影响。

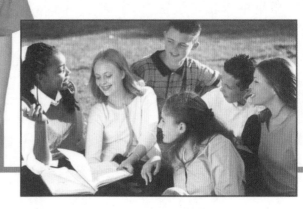

情绪处理

青春期是情绪剧变的一段时期，你在适应身体变化的同时，还要在精神和情感上成熟起来。你会结交新的朋友，对别人产生性吸引，甚至可能开始一段恋情，这时你的情绪可能会经常波动。你可能觉得这些难以承受，不过试着放轻松，按自己的步调处理会容易一些。

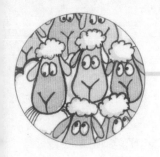

组建家庭

动物，比如羊，已经可以通过类似于体外受精（见下文）的技术进行克隆，不过克隆人类是违法的。

青春期的生理发育过后，从身体上来说，你已经能生育孩子了。不过，要想组建自己的家庭，你还需要几年时间积累所需的技能和经验。当然，你还得遇见合适的对象。很多夫妇不想马上生孩子，会采取避孕措施，也有一些夫妇想生孩子，却很难受孕。不孕症有许多诱因，不过，现在常常可以通过医疗手段得到解决。

女性的生理周期

受精过程只发生在女性月经周期的特殊时间段。这个"可受孕期"就是排卵期，这时，成熟的卵子从卵巢中排出，子宫内膜也会在这个时期增厚。如果卵子未受精，子宫内膜就会脱落。

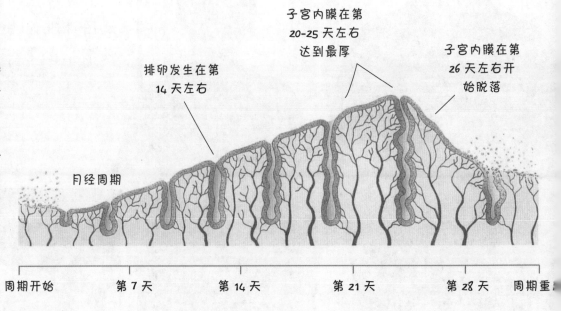

子宫内膜在第 20-25 天左右达到最厚

排卵发生在第 14 天左右

子宫内膜在第 26 天左右开始脱落

月经周期

周期开始　　　第 7 天　　　第 14 天　　　第 21 天　　　第 28 天　　周期重

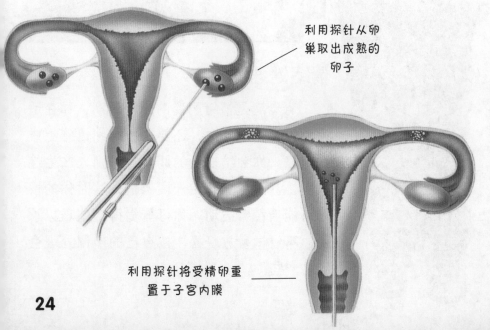

利用探针从卵巢取出成熟的卵子

利用探针将受精卵重置于子宫内膜

不孕治疗

有些不孕症可以用一种叫做体外受精（IVF）的技术治疗，使卵子在女性体外完成受精。外科医生使用探针，将女性卵巢内成熟的卵子取出（见左图），然后将伴侣的精子与之结合，使卵子受精，再用探针将受精卵送回子宫，受精卵就能正常发育了。

24

吸烟、饮酒

吸烟和饮酒都会降低人的生育能力。酒精的作用会减少男性的精子数量，损害女性性激素的功能。研究表明，酗酒对人体的破坏性最大。吸烟和饮酒也会损害胎儿的健康，因此建议女性在怀孕期间，一定要避免饮酒和吸烟。

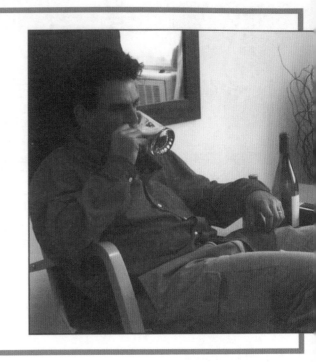

性传播疾病

性传播疾病 (STDs) 是指可能在性接触中感染的疾病，包括衣原体感染、性病、生殖器疣以及艾滋病。尽管性传播疾病可能会威胁到每个人，但是采用避孕措施以及限制性伴侣的数量，都能减少患病风险。

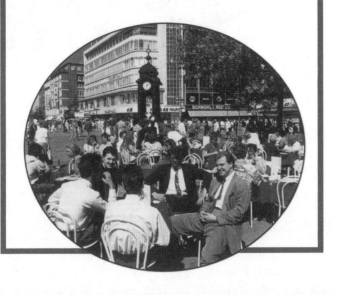

避孕措施

避孕措施用来避免怀孕，现在有好几种方法。女性可以每日服用避孕药，也可在子宫植入宫内节育器 (IUD) 或节育环，还可以在女性子宫颈上套上子宫帽，或者在男性阴茎上套上避孕套。避孕套也用来预防性传播疾病。

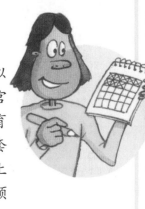

人口爆炸

现在，世界上有 80 多亿人口。在过去 50 多年的时间里，人口急剧增长，其中发展中国家的增长速度最快。在这些国家，人口多的大家庭很常见，避孕措施也没有被广泛采用。青少年怀孕的数量也有显著增长。安全性行为不仅关乎身体健康，也会减少怀孕的可能性。

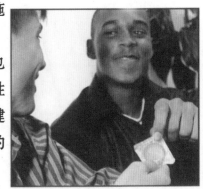

衰 老

我们每时每刻都在变老。例如，现在的你就比刚开始阅读这本书时的你老了一点儿！人们在 20 岁左右，达到力量和健康的巅峰。在那之后，我们都会开始衰老，只是由此带来的变化很缓慢，以至多年之内都不会太明显。

目前，保持世界最长寿记录的，是一位叫做莫洛科泰莫的南非老太太，她有 134 岁（1874-2008）。

细胞与衰老

人的成长期从受精开始，一直到 20 岁左右完全长大。此后，细胞活性开始下降，人体各部分的运行水平也开始下降。不过，健康饮食和健身能让大多数人长时间地保持身体健康。现在，有很多活跃的老爷爷老奶奶享受着儿孙满堂的家庭生活呢（见右图）！

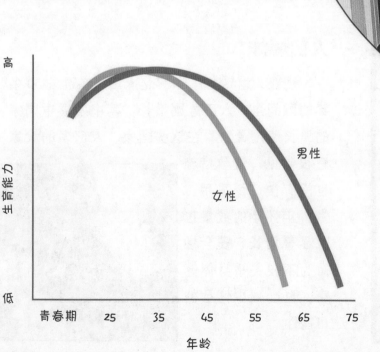

不同时期的生育能力

女孩在 11 岁或 12 岁左右就具备生育能力了，男孩一般要迟几年，大约在 13 或 14 岁左右。在 50 岁左右的时候，女性会进入更年期（见第 27 页），就很难再生孩子了。男性的生育能力会持久很多，可以到 70 岁或更大年龄。

高

生育能力

男性

女性

低

青春期　25　35　45　55　65　75

年龄

更年期

在人生后期，女性的卵巢会停止产生成熟的卵子，她们的月经也会停止，这就是我们所说的更年期。更年期可能早在 45 岁出现，也可能晚到 55 岁才发生。在这段时间，女性的身体会逐渐停止分泌雌激素，因此可能导致身体不适、出热汗或者情绪剧烈波动。有些女性在这段时间需要进行激素替代治疗（HRT），服用雌激素。

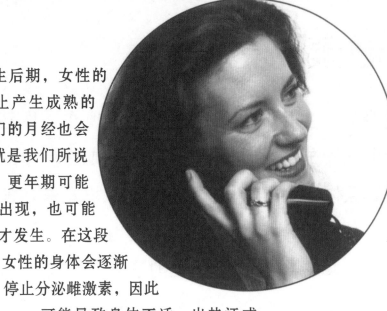

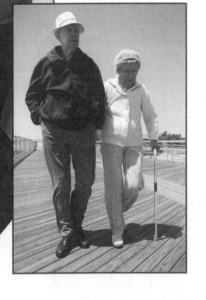

人均预期寿命

预期寿命受很多因素的影响，包括基因、饮食和生活方式。在饮食和医疗条件都很好的发达国家，大多数人都能活到 70 多岁。在饮食和健康状况较差的一些发展中国家，人们大多数可能活到 50 多岁。

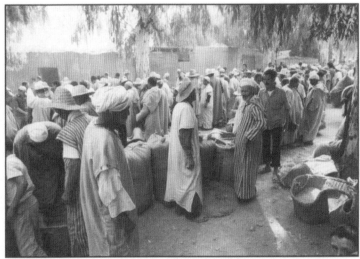

衰老的影响

人到晚年，随着细胞更新的减少，可能出现各种健康问题。有些老人的骨头变得脆弱，很容易骨折，这种症状被称为骨质疏松症。还有一些人患有风湿病，他们的关节出现肿胀，或者润滑关节的软骨磨损。这些疾病可以通过治疗来缓解。

皮肤和衰老

人到晚年，皮肤会失去天然的弹性，并出现皱纹，这可能是因为晒了几十年。日照强的地区的人们的皱纹会多于寒冷地区的人。所以，要涂防晒霜，保护你的皮肤免受阳光的损害。

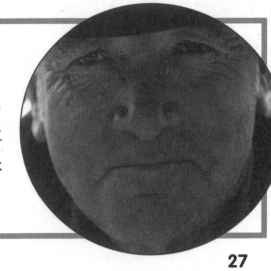

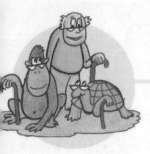

保持健康

你的身体一生中都在持续变化。到现在，你已经从一个受精卵发育成了一个由亿万细胞组成的复杂的大型动物了，而且你还会继续生长，直到20岁左右。没有人知道我们为什么会停止发育，也许是因为我们的身体在以某种方式计算着体内细胞分裂的次数，当总次数达到一定数量时，细胞便会停止分裂。年轻时照顾好自己的身体，可以让你享受一个健康的晚年生活。

人类的寿命长于大多数其他动物。大多数小动物的寿命只有1-2年，不过大猩猩可以活50年，乌龟可以活100年以上。

锻炼

锻炼可以使骨骼和肌肉变得强壮，使关节变得灵活。锻炼还可以预防许多疾病，比如心脏病，因为锻炼能让你的体重维持正常。负重锻炼也很重要，有利于增强骨密度。医生建议每人每周至少进行3次力量性锻炼，每次至少20分钟。

睡眠

睡眠对你的身体、心理以及情绪健康都至关重要，尤其是在你年轻时快速成长的阶段。睡觉的时候，脑里的垂体会释放生长激素，帮助骨骼和肌肉组织强壮起来。如果你感到疲惫，那是你的身体在说"需要休息了"。千万不要吝啬你睡"美容觉"的时间哟！

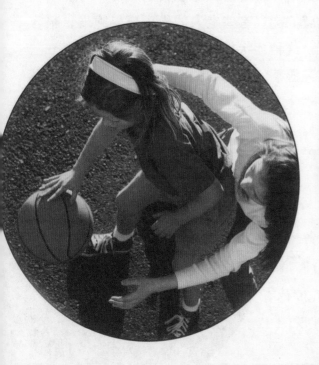

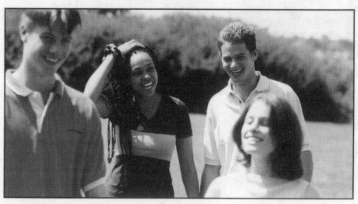

呼吸新鲜空气

外出是让你身心健康、满血复活的简便方式。经常呼吸新鲜空气、晒晒太阳、做做运动，会让你精神抖擞，充满活力。不要总是待在屋里看电视、玩电脑，走出去享受美好的生活吧！

人类基因组

1986年，科学家们开始了一个雄心勃勃的研究：认识人类基因组（人体的全套基因）。现在，这个项目已经完成。科学家们正在利用这些信息探寻遗传病的病因。未来，他们也许能够运用基因疗法治疗这些疾病（见第10-11页）。

抽烟和饮酒

抽烟和饮酒会破坏你身体里的细胞。抽烟会诱发某些癌症和呼吸系统疾病。过量饮酒会损害肝、肾、脑、神经和心脏。有些人觉得抽烟喝酒才像个"大人"，殊不知，它们会让你付出惨痛的健康代价。

均衡膳食

想要健康成长就要饮食均衡。你的日常饮食应该包括各种各样的食物。蛋、肉和乳制品都能提供蛋白质和脂肪。面包、土豆、米饭和意面等提供碳水化合物；水果和蔬菜是维他命和矿物质的极佳来源；谷物、豆子和蔬菜则给肠胃消化提供了纤维素。当然，充足饮水也非常重要。

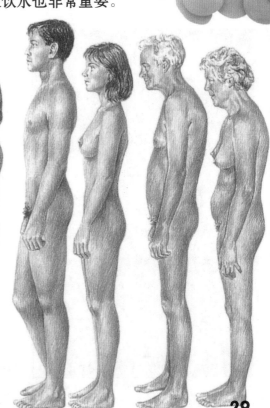

身体的动态需求

随着细胞的分裂，宝宝会长得越来越高大，越来越强壮，直到成年。到了晚年，你的椎间盘收缩，肌肉开始弱化，身高可能会变矮一点儿。在人生的不同阶段，身体对于运动、饮食、睡眠等方面的需要都不同。照顾好你的身体，满足身体的需求，就能够保持健康。

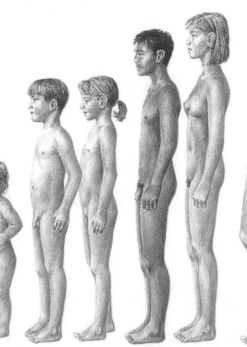

神奇的身体

每个人的生长速度都有一些差异。女孩们的生长速度比男孩快，但停止得也更早。你会在接近 20 岁的时候长到最高，可骨头和骨架会在一生当中持续改变。

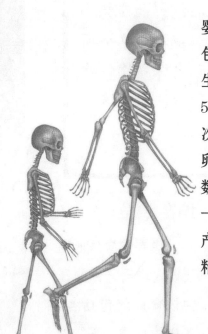

刚出生的小女婴，卵巢里就已经包含了以后能够产生的所有卵子，大约 500,000 个。到她初次月经时，绝大多数卵子已经死亡，只有数千个存活。相对地，一个男人一生当中会产生大约 18,000 亿个精子。

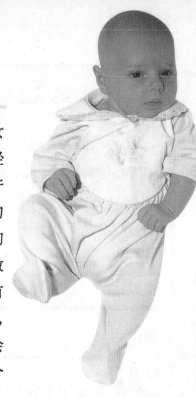

世界各地的家庭规模不同。在某些国家，孩子被父母视作有用的劳动力和年老时的依靠；而有些国家，孩子被视作财富和地位的象征。在大多数发达国家，家庭规模正在变小。

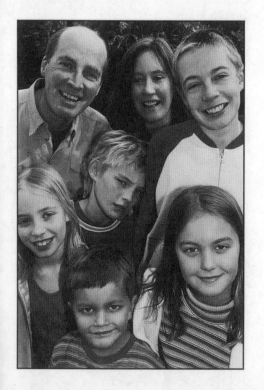

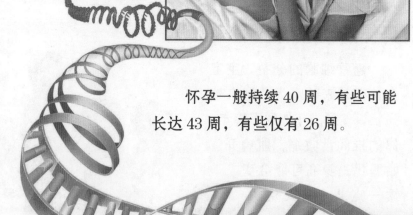

怀孕一般持续 40 周，有些可能长达 43 周，有些仅有 26 周。

人体的基因大约有 2-3 万个。

30

术语表

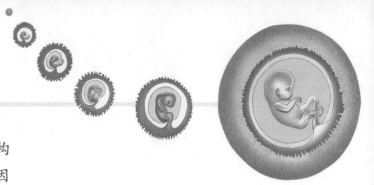

DNA（脱氧核糖核酸）："生命分子"，含有构建新生命的遗传信息。这些信息储存在称为基因的编码序列中。

分子：构成化合物的最小单位。

睾丸：男性产生生殖细胞（精子）的腺体，是男性生殖系统的一部分。

激素：调节某一身体部分运行的化学物质。

基因：携带着特定遗传性状信息（如眼睛或头发的颜色）的 DNA 片段。

基因工程：可以改变物种特征的新技术。

克隆体：由单一细胞发育而来的动物或植物。克隆体与其母体完全相同。

卵巢：可以产生女性生殖细胞（卵子）的腺体，是女性生殖系统的一部分。

胚胎：婴儿出生前在母体内发育时，前 8 周称为胚胎。

染色体：细胞核里可以观察到的 X 形或 Y 形微小结构，由 DNA 分子构成，含有生命的遗传信息。

妊娠：从怀孕到生产间的时期。

受孕：男人的精子与女人的卵子相结合，是新生命的开始，也称受精。

输卵管：连接子宫和卵巢的管道。

胎儿：婴儿出生前在母体发育时，8 周以后称为胎儿。

胎盘：在子宫里发育出的一个供血充足的器官，用来给胎儿提供营养。婴儿出生时，胎盘会被母亲排出体外。

细胞：构成生物体的最小单元。

子宫颈：子宫的狭窄开口。

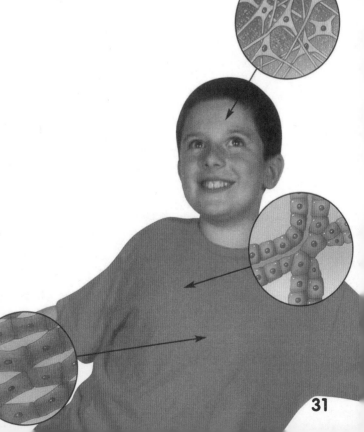

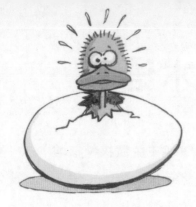

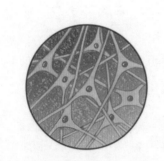

图书在版编目（CIP）数据

青少年身体认知和管理书：身体是如何工作的？.
生殖系统 ／（英）珍·格林著；刘长江，刘禹诚译. --
北京：海豚出版社，2024.12
　　ISBN 978-7-5110-6846-0

　　Ⅰ．①青… Ⅱ．①珍… ②刘… ③刘… Ⅲ．①人体—
青少年读物 Ⅳ．①R32-49

　　中国国家版本馆CIP数据核字（2024）第077934号

版权登记号：01-2021-3241

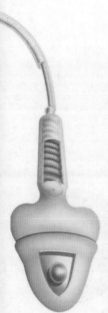

My Healthy Body Cells And Reproduction
Copyright ⓒ Aladdin Books 2024
Written by Jen Green
Illustrated by Ben Hawkes
An Aladdin Book
Designed and directed by Aladdin Books Ltd.
PO Box 53987London SW15 2SF
England

出 版 人：王　磊

项目策划：童立方·小行星
责任编辑：张国良
特约编辑：王　蓓　李静怡
装帧设计：李倩倩　方　舟
责任印制：于浩杰　蔡　丽
法律顾问：中咨律师事务所　殷斌律师

出　　　版：海豚出版社
地　　　址：北京市西城区百万庄大街24号
邮　　　编：100037
电　　　话：010-68325006（销售）010-68996147（总编室）
传　　　真：010-68996147
印　　　刷：河北彩和坊印刷有限公司
经　　　销：全国新华书店及各大网络书店
开　　　本：16开（889mm×1194mm）
印　　　张：16
字　　　数：100千
印　　　数：1-4000
版　　　次：2024年12月第1版　2024年12月第1次印刷
标准书号：ISBN 978-7-5110-6846-0
定　　　价：148.00元（全8册）

青少年身体认知和管理书
身体是如何工作的？

循环系统

[英]珍·格林◎著

刘长江　李　萌◎译

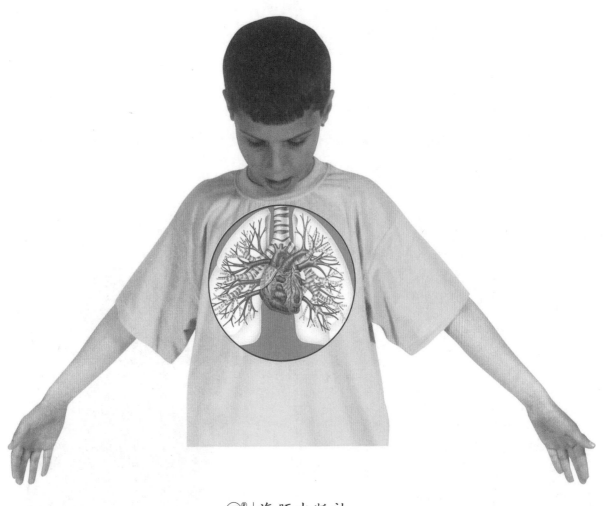

海豚出版社
DOLPHIN BOOKS
CICG 中国国际传播集团

目 录

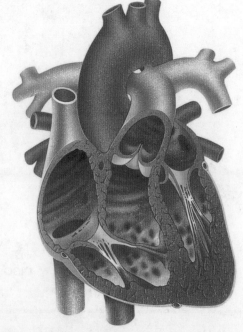

简 介

你知道吗？当你被划伤时，身体里流出的那些红色的、温热的、黏黏的液体，可是你身体的生命线哟！血液给全身各个部位输送氧和营养，同时也带走有害废弃物。心脏是一个不知疲倦的泵，每天24小时不停歇地将血液输送到全身，一生中每天如此。这本书帮助你了解循环系统，教你如何保持循环系统的良好状态，拥有一个健康的身体。

诊断治疗

在本书的红色方框中，你可以了解不同的病症，以及这些病症对人体可能造成的影响。

疾病预防

在本书的绿色方框中，你可以了解如何改善健康状况，让你的循环系统保持最佳状态。

工作中的身体

在本书的黄底背景区域，你可以了解人体内部的运行方式。

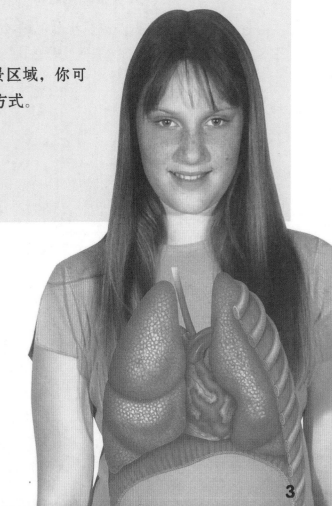

健康小·贴士

在本书的黄色方框中，你可以了解人体的不同部分及其运行方式，还可以在这里学习到保持身体健康的小窍门。

3

循环系统

血液、心脏以及血管网络共同构成循环系统。血液就像一条不会干涸的河流，不停息地在全身流动，给身体各个部位输送氧和能量，同时收集废物。人类和大多数动物的血液都是红色的，也有一些动物的血液呈蓝色、棕色或无色。龙虾（见右图）的血液就是蓝色的。

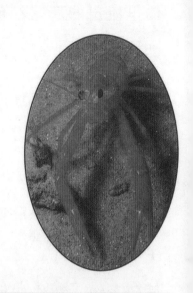

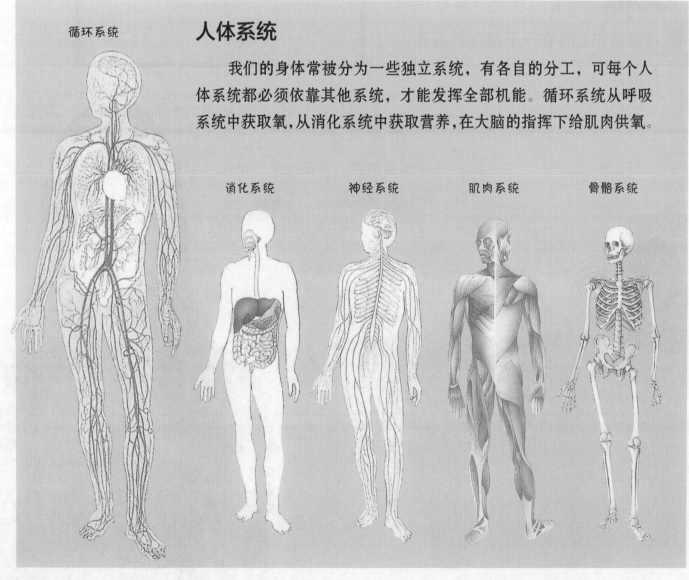

循环系统

人体系统

我们的身体常被分为一些独立系统，有各自的分工，可每个人体系统都必须依靠其他系统，才能发挥全部机能。循环系统从呼吸系统中获取氧，从消化系统中获取营养，在大脑的指挥下给肌肉供氧。

消化系统　　神经系统　　肌肉系统　　骨骼系统

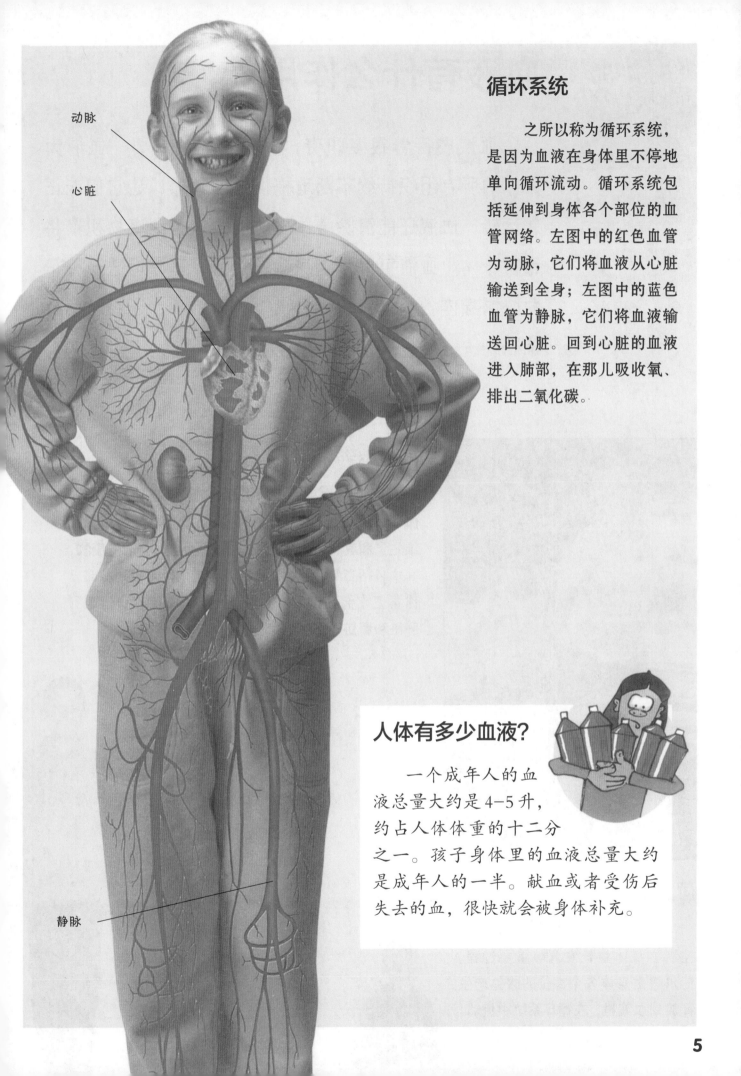

动脉

心脏

静脉

循环系统

之所以称为循环系统，是因为血液在身体里不停地单向循环流动。循环系统包括延伸到身体各个部位的血管网络。左图中的红色血管为动脉，它们将血液从心脏输送到全身；左图中的蓝色血管为静脉，它们将血液输送回心脏。回到心脏的血液进入肺部，在那儿吸收氧、排出二氧化碳。

人体有多少血液？

一个成年人的血液总量大约是4-5升，约占人体体重的十二分之一。孩子身体里的血液总量大约是成年人的一半。献血或者受伤后失去的血，很快就会被身体补充。

5

血液有什么作用？

血液履行着很多职责，对健康至关重要。血液为人体的所有组织持续不断地提供氧和营养，让它们能正常运转。血液还能清除身体里的废物，否则废物积聚将毒害身体。血液可以为全身输送热量，可以运送一种帮助协调身体各项机能的化合物——荷尔蒙，还要时刻抵抗感染。

血液身兼两职，既运送氧和能量，又收集废物。血液夜以继日地提供这些服务，一周7天，一天24小时，一刻也不停歇。

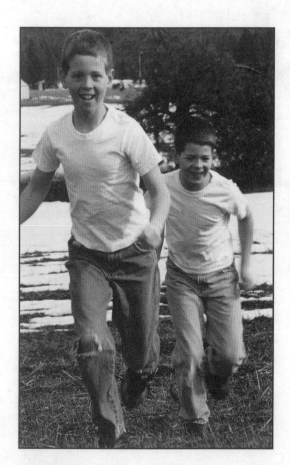

运输系统

血液是你身体里的主要运输网。血液为所有人体器官输送发挥机能所需的氧、富含能量的糖分、维生素和其他营养。细胞和器官运行时，会产生废物，其中包括二氧化碳。血液能将二氧化碳携带到肺部，你再把它们呼出体外。血液还能将其他废物运送到肝脏和肾脏，使其在那里被分解或过滤掉。

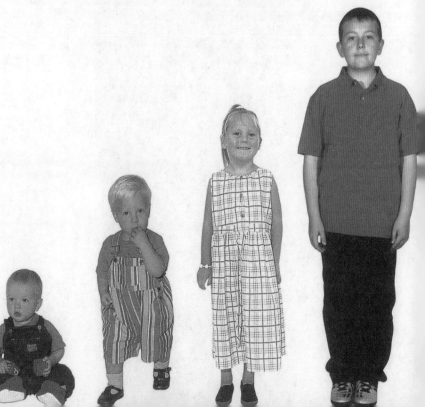

荷尔蒙

荷尔蒙是你身体里的化学信使，控制着身体生长发育等重要过程。荷尔蒙由身体各个部位的腺体产生，释放到血液里，在循环系统中流动。

抵抗感染

血液中有一种特殊的白细胞，能够抵抗病毒和其他致病的有害物质。白细胞会吞噬有害的细菌和病毒，使它们丧失能力，或者将它们摧毁。必要的时候，身体还能够快速生产更多白细胞。如果病毒繁殖的速度超过人体的防御能力，人就会生病。压力、不健康的饮食或睡眠不足等，都可能使你更容易感染。

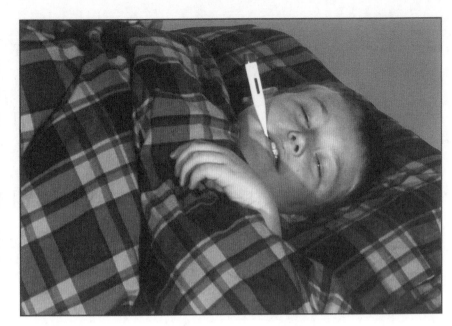

保持循环系统的健康

经常锻炼有助于循环系统保持健康。像跑步、游泳之类的剧烈运动能够增强心肌功能；多样化的饮食也能帮助心脏、血液和循环系统更好地工作。

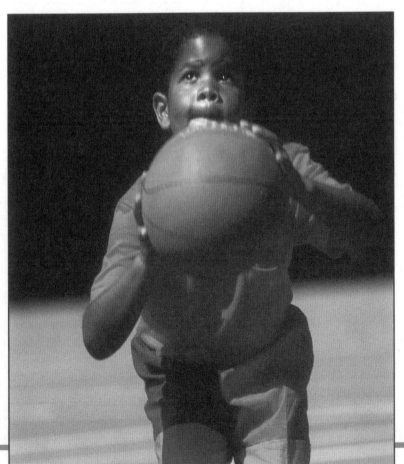

输送热量

血液就像中央供暖系统里的水一样，能给全身各个部位均衡输送热量。血液能将心脏、肝脏等工作繁忙的器官的热量分散到温度较低的部位，比如处于休息状态的肌肉，以此调控体温，使体温保持在平稳健康的37℃左右。

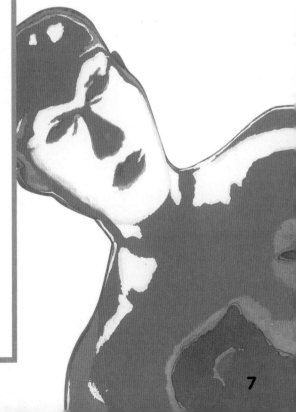

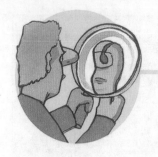

血液由什么构成？

身体里的血液由数十亿个细胞构成，这些细胞漂浮在称为血浆的液体中。血液主要包含三类细胞，它们各自担负着不同的工作。红细胞负责向全身输送氧，同时带走溶解在血浆中的二氧化碳；白细胞负责抵抗各种感染；血小板帮助血液凝结。

针尖大的一滴血，大约含有 500 万个红细胞、1.5 万个白细胞和 25 万个血小板。

血细胞

红细胞很小，长得像甜甜圈。细胞里的血红蛋白让其呈现红色。血红蛋白是一种富含铁元素的红色化学物质，可携带氧。白细胞比红细胞大，形状和大小各不相同，它们的天职就是抵抗各种病菌。血小板是最小的血细胞，可以帮助血液凝结。

贫血症

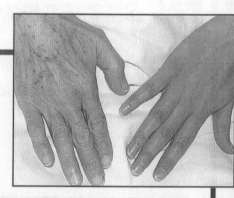

贫血症是一种血液中没有足够的血红蛋白来携带氧的疾病。患有贫血症的人可能会感觉头晕目眩、肤色苍白（见上图）或者总是疲倦。贫血症常常是因为血液中缺铁导致的，可以通过服用补铁剂或输血予以治疗。

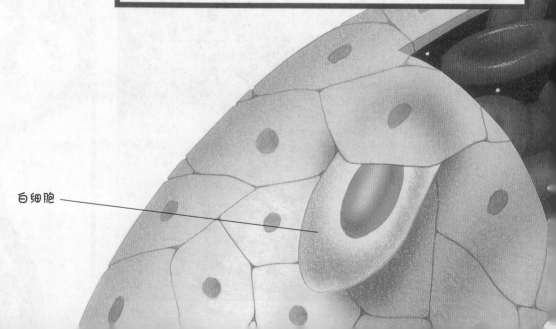

白细胞

血型

人类的血液并不完全一样，主要有四种血型：A 型、B 型、AB 型和 O 型。一些血型的血液与另一些血型的血液混合对人体而言并不安全。医护人员给病人输血的时候，一定要注意输送正确的血型，否则病人的身体会产生不良反应。

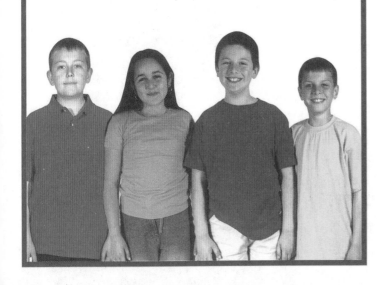

血液构成

下图显示了不同血液成分的比例。血浆大约占了54%，红细胞几乎占了45%，所以血液呈现红色。白细胞和血小板加起来只占1%左右。

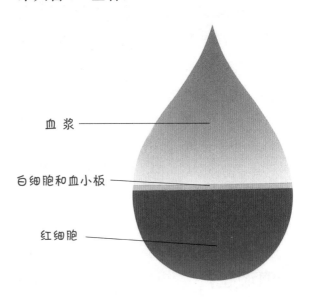

血浆

白细胞和血小板

红细胞

血浆

血浆是一种淡黄色液体，里面含有数百种不同的物质，包括溶解的糖、盐、矿物质、荷尔蒙、用来凝血的蛋白质以及服用的药物。血浆将这些物质输送到全身有需要的地方。特定疾病的患者可能需要输入纯化的血浆。

血小板

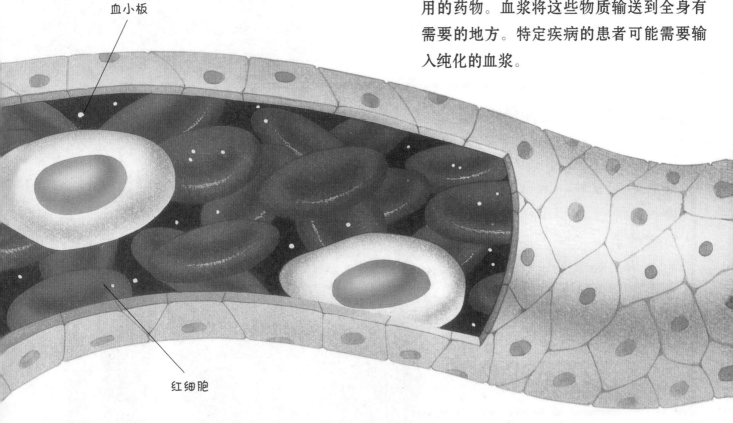

红细胞

血液是如何制造出来的?

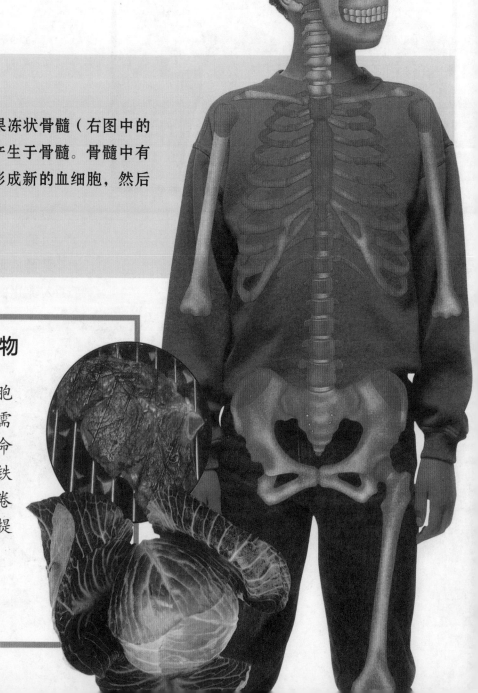

大多数血细胞会先在特定骨头的海绵状骨髓里产生,然后被运送到其他器官并发育成熟。血细胞并不能永远存活。血细胞死亡后,会被肝脏分解,用于消化过程。血液就像汽车引擎里的机油,要经常更换,才能让身体保持最佳状态。

红细胞的存活期为4个月左右,而血小板只能存活1-2周。白细胞的存活期取决于它的类型,短则半日,长则1年以上。

血液工厂

红细胞产生于骨头里的果冻状骨髓(右图中的红色部分)。其他血细胞也产生于骨髓。骨髓中有一种特殊的细胞,可以分裂形成新的血细胞,然后它们被运送到其他器官发育。

对血液有益的食物

铁元素对维持红细胞健康不可或缺。血红蛋白需要铁元素,以携带维持生命所需的氧。多吃一些富含铁的食物,如鸡蛋、红肉和卷心菜等绿色蔬菜,有助于提高血液中的铁含量。

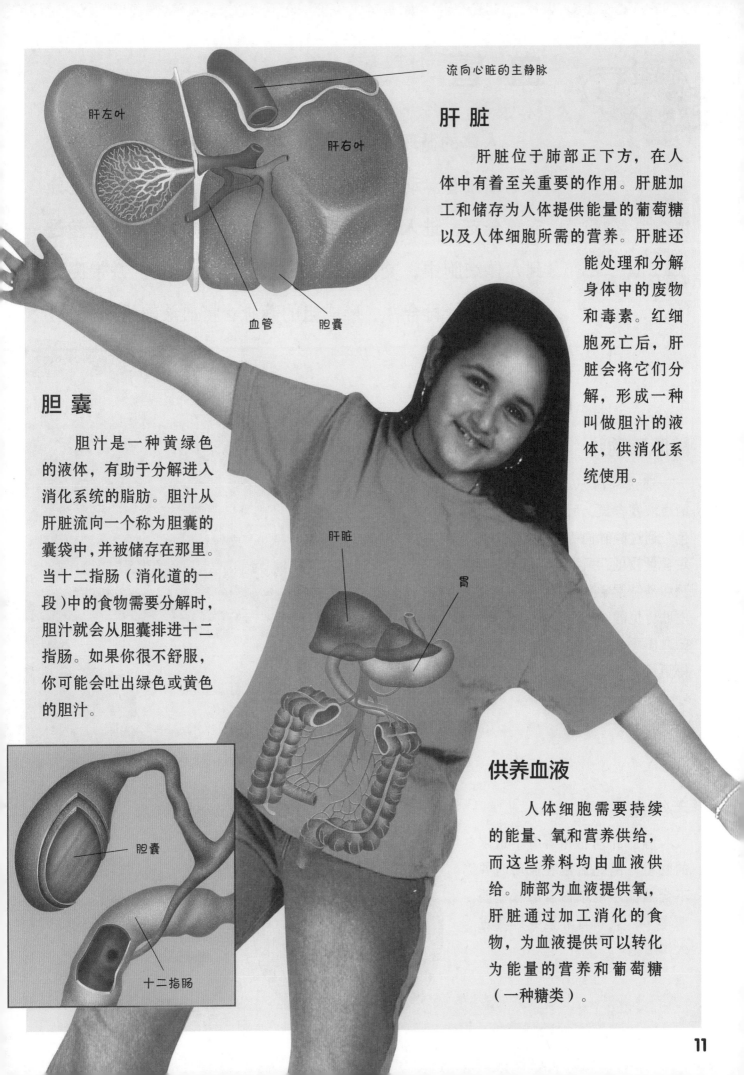

流向心脏的主静脉

肝左叶

肝右叶

血管　胆囊

肝 脏

　　肝脏位于肺部正下方，在人体中有着至关重要的作用。肝脏加工和储存为人体提供能量的葡萄糖以及人体细胞所需的营养。肝脏还能处理和分解身体中的废物和毒素。红细胞死亡后，肝脏会将它们分解，形成一种叫做胆汁的液体，供消化系统使用。

胆 囊

　　胆汁是一种黄绿色的液体，有助于分解进入消化系统的脂肪。胆汁从肝脏流向一个称为胆囊的囊袋中，并被储存在那里。当十二指肠（消化道的一段）中的食物需要分解时，胆汁就会从胆囊排进十二指肠。如果你很不舒服，你可能会吐出绿色或黄色的胆汁。

肝脏

胃

胆囊

十二指肠

供养血液

　　人体细胞需要持续的能量、氧和营养供给，而这些养料均由血液供给。肺部为血液提供氧，肝脏通过加工消化的食物，为血液提供可以转化为能量的营养和葡萄糖（一种糖类）。

血管

人体的循环系统主要由三种血管构成，动脉、静脉和毛细血管。动脉将心脏里的血液输送出去，并经过分支再分支，进入毛细血管。毛细血管中的氧和营养渗透到人体细胞中，交换出二氧化碳和其他废物。携带废物的毛细血管再合并，形成粗的静脉，将血液输送回心脏。

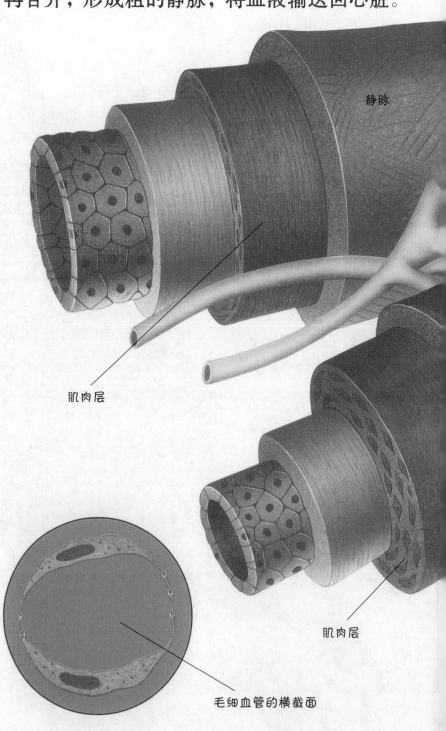

静脉

静脉和动脉

通过动脉从心脏流到全身的血液富含氧，所以颜色呈鲜红色。通过静脉向心脏回流的血液氧含量较低，所以呈紫红色。动脉和静脉常常并行。你可以透过皮肤看见静脉，呈蓝色。动脉中的血压更大，血液比静脉中流动得更快。

肌肉层

毛细血管

静脉和动脉中都有不透水的管壁，因此血液在流动时并不会泄漏。毛细血管的管壁要薄得多，氧和营养能穿过其进入体细胞。

肌肉层

毛细血管的横截面

吸 烟

吸烟会危害心脏、循环系统以及肺部等器官。香烟中有毒的化学物质会降低红细胞携带氧的能力。烟草中的有毒物质尼古丁会让心跳过快导致心悸。烟草还会破坏给心脏和大脑供氧的血管的内膜。

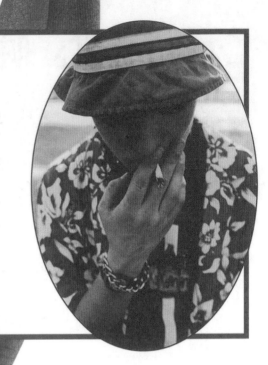

静脉瓣膜用来阻止血液流向错误的方向。

动脉

静脉　　　动脉

血管壁

动脉较粗，血管壁厚，肌肉也厚，经受得住血流的压力。静脉也较粗，可血管壁较薄，这是因为回流到心脏的血液流得不那么强劲。毛细血管很细，且血管壁很薄，血细胞只能排成一列纵队从中流过。

高脂肪食物

摄入奶酪、薯条、蛋糕和饼干等高脂肪食物后，脂肪会沉积在血管中，在血管内膜上堆积，造成血管堵塞，阻碍血液流动。减少高脂肪食物的摄入，每天吃足量的水果和蔬菜，有助于防止这些脂肪沉积产生。

胆固醇

胆固醇是肝脏将食物中的饱和脂肪加工而成的一种脂类物质（如下图所示）。胆固醇在人体细胞中起着重要作用，可胆固醇过多会增加患心脏病的风险。要想减少胆固醇水平，可以吃一些含有不饱和脂肪的食物，以代替含有饱和脂肪的食物，并减少脂肪摄入总量。

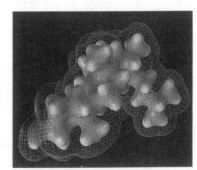

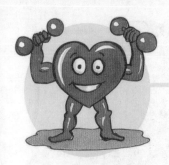

心 脏

心脏是一个中空的肌肉"袋子",大约每秒钟跳动一次,驱动血液在循环系统中流动。实际上,心脏有两个"泵",每个"泵"驱动一个独立的血液循环。右侧"泵"将血液泵送到肺部,收集并送回氧。左侧"泵"将富含氧的血液输送到身体的其他部位。

一生当中,心脏都在夜以继日地辛勤工作,平均每小时泵出300升血液。

心脏的结构

心脏的形状和右侧图中所画的大致一样,只是图中狭窄的部分实际是向两侧倾斜的,而不是向下的。心脏分为左右两侧,每侧都有一个小的上腔室(心房)和一个大的下腔室(心室)。

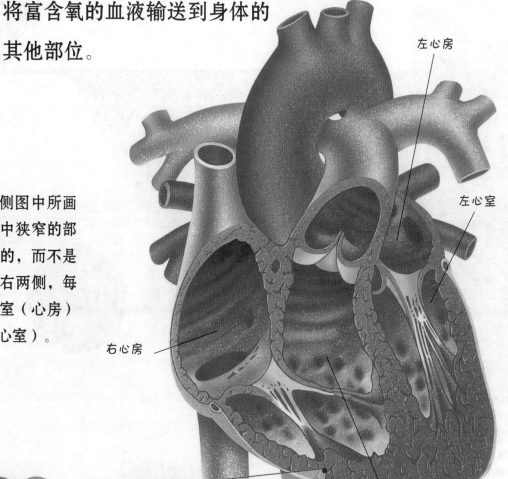

左心房

左心室

右心房

右心室

爱由心生?

心是全世界爱和情感的共同象征,可让你感受到爱的不是心脏而是大脑。当你感到害怕或兴奋时,心脏会砰砰直跳,这其实是收到了大脑的指示。

心肌

心脏是由一种叫做心肌的特殊肌肉组成,它能永不疲惫地持续工作。和所有的肌肉一样,心肌工作也需要氧气,由冠状动脉里的血液供应。

心房与心室

回到心脏的血液在两个心房聚集。随着心脏肌肉的放松，血液从心房流入心室。心室强有力的肌肉收缩，将血液从心脏泵出。心房和心室之间的瓣膜会阻止血液倒流。

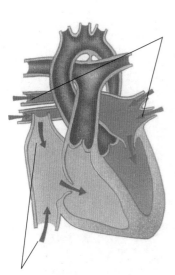

闭合的心脏瓣膜

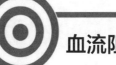

血流阻塞

给心脏供血的冠状动脉，可能会因为脂肪沉积而发生部分堵塞。当变窄的动脉阻碍血液流向心脏时，就会出现心绞痛。如果变窄的动脉被完全阻塞，就会导致心脏病发作（见第 23 页）。

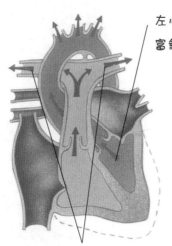

肺部的富氧血液进入左心房后，被推动通过瓣膜进入左心室。

左心室收缩，推动富氧血液到全身。

脱氧血液从身体进入右心房后，被推动通过瓣膜进入右心室。

右心室收缩，将脱氧血液送到肺部。

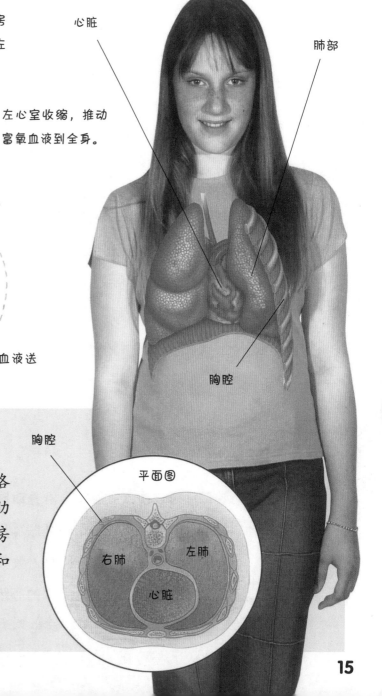

心脏

肺部

胸腔

胸腔

平面图

右肺

左肺

心脏

心脏在哪里？

心脏位于两肺之间，在胸腔前面略偏左的位置。心脏和肺部都被保护在肋骨围成的胸腔中。心脏处于合身的"房间"里，可以自由地跳动。你的心脏和你的拳头大小差不多。

心跳与脉搏

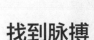

心肌会收缩（收紧）之后再放松，大约每秒种一次，将血液泵到全身。心脏瓣膜打开和闭合，以控制血流，产生有规律的心跳声，每次心跳产生的血流鼓胀沿着动脉传递，称为脉搏。你可以在身体的不同位置感受到脉搏。

小动物的心跳比大动物快得多。老鼠的心跳每分钟有数百次，而大象的心跳每分钟大约只有20-25次。

找到脉搏

颈部、腹股沟和脚踝等处最容易感觉到脉搏，因为这些位置的动脉在皮肤的下方，骨头的上方。将两根手指按在拇指侧手掌下方的手腕处，就能找到桡动脉的脉搏。不要用拇指去感受脉搏，因为拇指自身的脉搏也很强。

感受脉搏

心脏每跳动一次，血液就会沿着动脉涌动，撑起血管壁，出现一个小鼓胀（见左图）。你可以用秒表来计时，数数一分钟脉搏的次数，看看你的心跳有多快（见右图），这也称为脉搏检查。

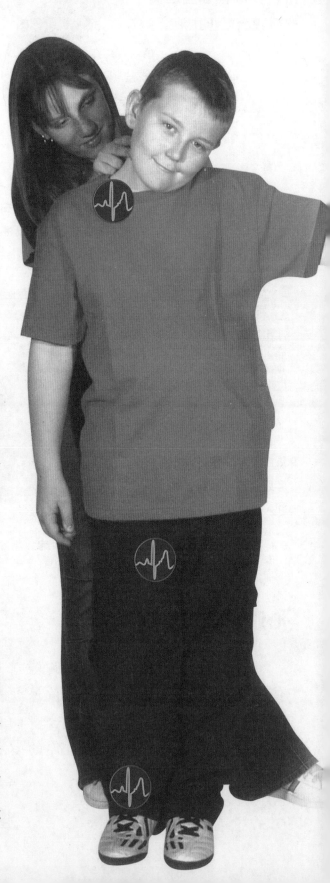

监测心跳

我们可以通过心电图（见右图）来记录心脏的电活动和心肌活动。屏幕上的每个峰值代表心室的一次收缩。医生在医院使用心电图机检查患者有无心脏问题。

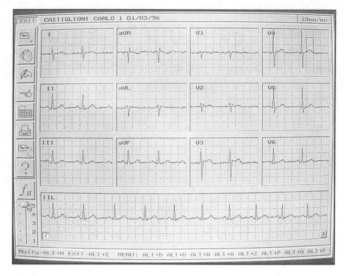

血 压

血压表示血液的强弱。在血液离开心脏，开始沿着动脉涌动时，血压最高。随着血液流过细小的毛细血管，血压逐渐减弱。当血液沿着静脉回流到心脏时，血压最低。医生和护士用血压计能很容易地测出血压。

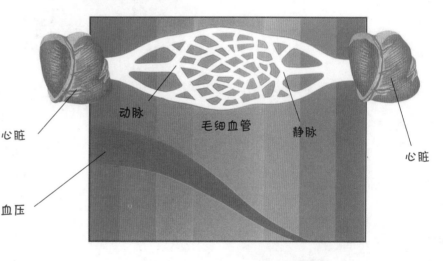

动脉　　毛细血管　　静脉

心脏

血压

心脏

◎ 有氧运动

慢跑、游泳、骑自行车和其他中等强度的运动能让心肺更加努力地工作，为肌肉供氧。这些不同形式的有氧运动对人体很有好处，能增强我们的心肺功能。有氧运动中的"有氧"指"需要氧的"。

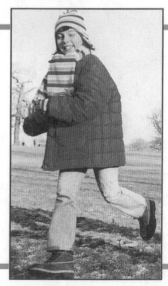

净化血液

血液流经全身，收集各种废物，经肺、肾脏和肝脏将之清除。在肺里，血液释放二氧化碳，并吸收新获得的氧；流经肝脏时，血液会得到过滤；流经肾脏时，血液中多余的盐分和矿物质会被过滤掉。

血细胞经过肺部在身体里绕流一圈，总共只需花费大约半分钟的时间，速度像短跑运动员一样快。

氧气从血液进入体细胞

二氧化碳从体细胞进入血液

气体交换

人体所有细胞都需要氧来维持正常运作。氧来自肺，由血液输送给体细胞。体细胞会产生废物，包括二氧化碳。二氧化碳透过毛细血管的薄壁渗入血液，随血液流到肺，然后被呼出体外。

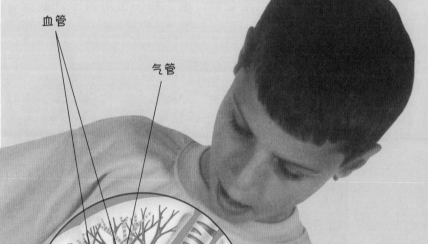

血管

气管

呼 吸

在肺里，气管分支再分支，最后形成一种称为肺泡的微小气泡。氧通过肺泡壁，进入血液。同时，血液中的二氧化碳透过肺泡壁进入肺泡。我们通过正常的呼气，排出这些废气。

毛细血管呈网状包围着肺泡（见左图），每个肺里含有超过2.5亿个微小的肺泡。

喝 水

　　肾脏每天过滤血液以清除废物，会让身体失去约2升的水，这些失去的水必须通过进食和饮水得到补充。要保持身体健康，就要每天喝足量的水。

肾脏

　　肾脏可以过滤血液并去除杂质。每个肾脏的外层含有大约一百万个称为肾单位的微小过滤单元。肾单位排出的废物汇聚在肾脏中，然后顺着输尿管流入膀胱，储存在那儿，再被排出体外。

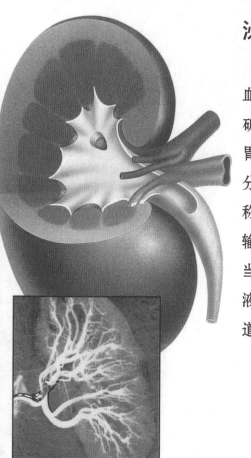

泌尿系统

　　泌尿系统能滤除血液中多余的盐分和矿物质。废液由位于胃和肝脏后方的肾脏分离出来。这种废液称为尿液，通过两条输尿管流入膀胱储存。当你排尿的时候，废液会通过一条称为尿道的管道排出体外。

肾脏

　　体内的血液每天会经过肾脏400次左右，这意味着，肾脏每天过滤的血液总量大约为2,000升。

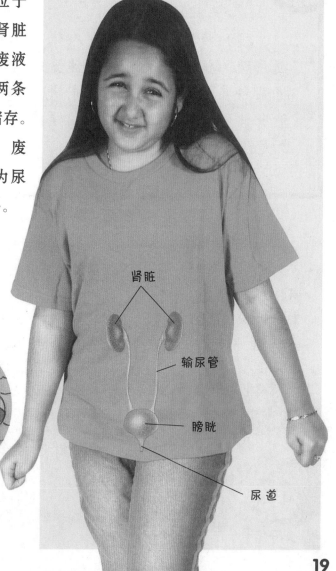

肾脏

输尿管

膀胱

尿道

19

抵御感染

白血球对抵抗入侵人体的细菌和其他"外来物"至关重要。白血球一直巡视身体，寻找并消灭细菌和患病细胞。还有一种叫做淋巴的乳白色液体，也在身体内循环，帮助身体抵御感染。

在抵抗感染的斗争中，白血球是身体的前线防卫军。

增殖腺

扁桃体

心脏

接种疫苗

接种疫苗是一种触发人体自然免疫系统（保护系统）的措施，通常是将某种疾病的弱化病毒注射进人体，使身体做好准备，抵御相同疾病或更加危险的病毒。

脾脏

淋巴结

骨髓

脖子、腋窝和腹股沟处的淋巴结里有可以消灭病菌的白血球。

淋巴系统

淋巴系统就像是人体的排水系统，能清除细胞的多余液体，防止感染。淋巴有自己的循环系统，用瓣膜帮助淋巴液流动。毛细血管排出的淡色液体浸泡着体细胞，流经淋巴系统，再重新进入血液。扁桃体、增殖腺和淋巴结（淋巴组织块结），都是淋巴系统的组成部分。

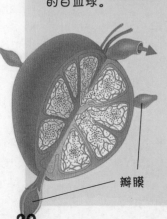

瓣膜

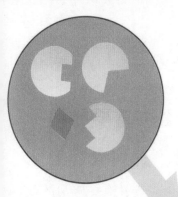

1. 白血球种类不同，天生具有识别不同病菌和其他侵入物的能力。

免疫系统

白血球一直在防范着细菌和病毒等"病菌"。病菌表面有抗原。白血球能识别抗原，然后产生抗体。这些抗体会与抗原结合，将抗原中和或消灭。

2. 当白血球遇上特异识别的病菌时，就会附着在病菌上，就像钥匙插入锁孔一样。

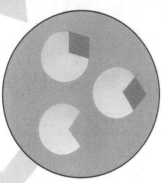

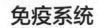

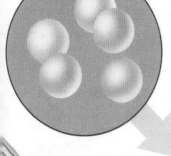

3. 之后，白细胞会增殖，变成一种称为浆细胞的特殊细胞。

体温上升

病菌进入血液后，会引起感染，体温也会随着免疫系统超时工作而升高。如果感染发生在喉部，你脖子上的淋巴结或腺体就会肿胀，摸起来软软的。这是腺体中的血细胞正在努力工作，让你好起来。

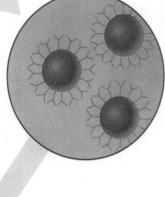

4. 浆细胞会产生大量的Y形抗体，扩散到全身。

白血病

某种白细胞发生癌变，并迅速增殖，会导致白血病。这意味着，白细胞不能再抵抗感染。白血病是一种严重的疾病，不过，可以通过药物或骨髓移植治疗。

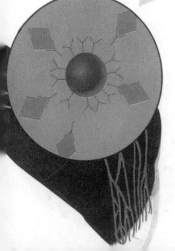

5. 抗体会找出入侵物，将它们消灭，从而抵抗感染。

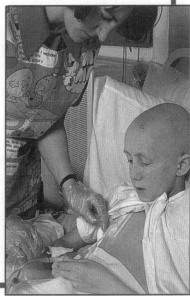

血液和愈合

割伤和擦伤都应该彻底清洗伤口，以防感染。还要按住伤口，帮助伤口止血，同时涂些消毒药品来杀菌。

血液在割伤和擦伤愈合过程中起着至关重要的作用。如果家中的水管破裂，水会一直渗漏，直到水管工将它修好。可血液却具有惊人的凝结能力，可以堵住出血处。血浆和血小板会发生化学反应，使血液凝结。与此同时，白细胞会聚集在伤口处，抵抗感染。因此当你受伤时，伤口周围会有发炎的感觉。

淤青

如果你摔倒了或受到了重击，皮肤下面的血液就会渗漏，产生淤青。瘀伤起初是紫蓝色的，之后变成黄色。当渗漏的血液逐渐分解和消散，瘀伤就会慢慢褪色。

凝固

当你不小心割伤自己，受损的血管会出现渗漏，这时血管壁就会收紧以堵住渗漏。伤口处的细胞会释放化学物质，使血小板粘在一起。同时，血液会产生纤维蛋白，在伤口上布成一张网。当网下的组织愈合时，一块硬痂也形成了。当伤口完全愈合时，硬痂就会脱落。

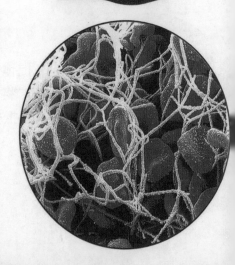

危险的血凝块

血液凝固可以让皮肤和体内的伤口愈合，可如果血凝块阻碍了血液向某个重要器官（比如心脏或大脑）流动，就会出现危险。给心脏供血的冠状动脉中如果出现血凝块，导致部分心肌停止工作，就可能引发痛苦的心脏病发作。溶栓药物可作用于心脏病发作风险的人，让其血液变稀薄。

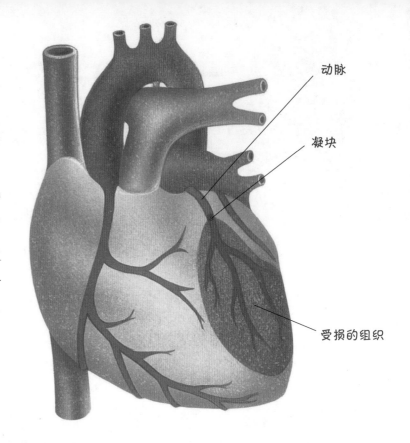

动脉

凝块

受损的组织

破伤风

破伤风是一种影响肌肉的疾病，会导致肌肉痉挛（不受控制地紧缩）。破伤风是由污垢里的病菌引起的。虽然少见，可如果被生锈的钉子扎了或脏的园艺工具割伤，就可能感染破伤风。所以要彻底清洗伤口，以预防破伤风。通过注射疫苗也可以预防破伤风。

血友病

血友病是一种遗传病，发病者一般是男性。患有血友病的人，身体中缺少一种让血液快速凝结的化学物质。割伤和擦伤引起的出血，通常可以通过按压和创可贴来治愈。关节、肌肉和软组织等内出血就是严重的问题了。在过去，血友病是一种非常严重的疾病，不过，现在只需要给患者提供缺失的化学物质就可以治疗了。

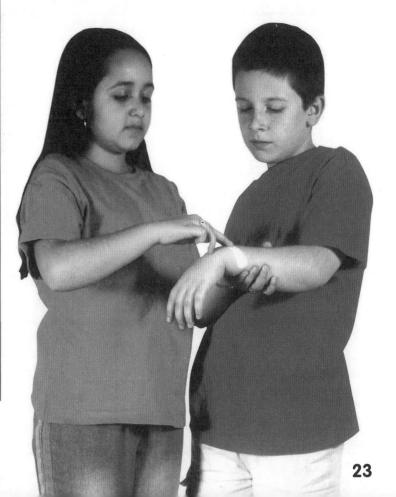

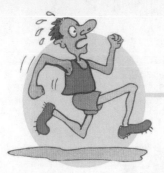

一生之中的血液

胎儿的心脏在受精之后 3 周就开始发育了。到了第 5 周，胚胎的心脏已有 4 个房室，能将血液输送到整个胚胎。出生时，婴儿的循环系统会发生变化，并在一生当中持续缓慢地变化。随着年龄增长，人们的循环系统会趋于衰弱。

子宫内的循环

胎儿不能通过自主呼吸和饮食来获得氧和营养，这些必需品都要由母亲的血液提供。胎盘是一个血液丰富的器官，通过脐带与胎儿的循环系统连接在一起。出生后，婴儿的循环系统会发生变化，流向胎盘的血液改变路径，开始从自身的消化系统和肺获取营养和氧。

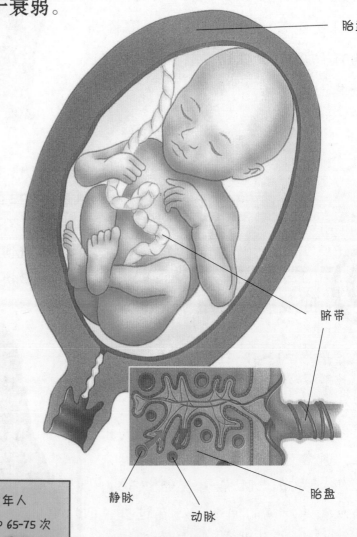

胎盘

脐带

静脉

动脉

胎盘

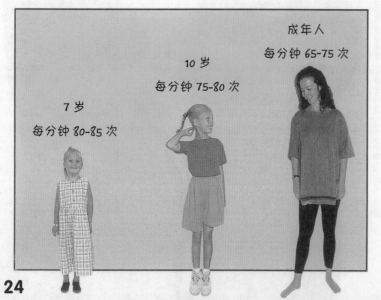

7 岁
每分钟 80-85 次

10 岁
每分钟 75-80 次

成年人
每分钟 65-75 次

一生之中的心率

随着年龄增长，心率也会逐渐发生变化。刚出生的时候，你的心率很快；到了 7 岁的时候，你的心率会下降到大约每分钟 80-85 次（休息时）；到 10 岁的时候，你的平均心率为每分钟 75-80 次；成年人的心率会更慢，每分钟平均 65-75 次。

心脏修复

如果心脏问题恶化，医生可以通过多种手术修复心脏损伤。如果心脏疾病特别严重，有时还可以用刚刚去世的人捐献的心脏来替换。未来，人工心脏，甚至动物的心脏（比如猪的心脏）都可能用于心脏移植手术。

阻塞

新的静脉

外科医生可以实施冠状动脉搭桥手术，在心脏中插入一段取自患者腿部的血管，治疗冠状动脉阻塞（见上图）。出了问题的心脏瓣膜也可以用人工瓣膜来替代（见右图）。

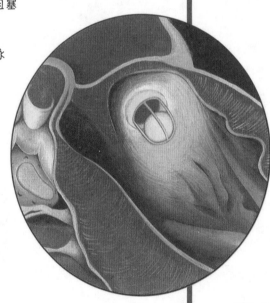

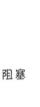

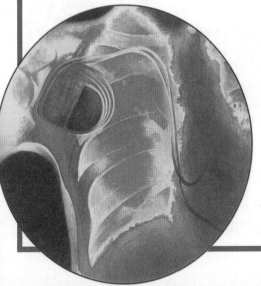

心率是由脑的信号和肾上腺素控制的。如果心脏跳动不稳定，可以植入起搏器来调节心跳（见左图）。

晚年生活

随着年龄增长，人们患心脏病的风险也越来越大。35岁以上的人，如果抽烟、肥胖或缺乏锻炼，患心脏病的可能性会更大。所以，不抽烟、适量饮食和经常锻炼都有助于降低患病风险。

高血压

通常情况下，高血压多发生在老年人身上。当动脉的肌肉壁弹性降低，毛细血管也变得更窄，就会出现高血压。高血压患者更容易患心脏病和中风。当脑里的一根血管发生破裂或阻塞，导致周围的细胞缺氧，就会引起心脏病发作或中风。减少高脂食物的摄入，不吸烟，经常锻炼等都有助于降低患病风险。

心率与运动

心跳速度以及心脏泵出的血液量取决于运动量。相较于休息时，运动的肌肉需要更多的氧、能量和营养。活动时，心脏会跳得更快，动脉会扩张以促进血液流动。运动会让你发热，脸红和出汗都是身体降温的方式。

运动的时候，你的脸会发红，因为靠近皮肤的血管会扩张，使更多血液流到皮肤表面散热。

心率与恐惧

和运动时一样，害怕的时候，心率也会加快。恐惧或兴奋都会导致肾上腺分泌肾上腺素并流进血液。肾上腺素会加快心率，为肌肉提供更多的能量和氧，帮人战胜或逃离恐惧。

心跳平复与健康

心脏在你休息时每分钟跳动的次数称为静息心率。运动时的心跳更快，停止运动后，心率会降回到平常状态。恢复平常心跳所需的时间称为恢复率，它是衡量身体健康的一个指标。要想知道你的恢复率，可以在休息状态下数一数你的脉搏，然后运动五分钟，之后每分钟检查一次脉搏，直到心跳恢复正常。

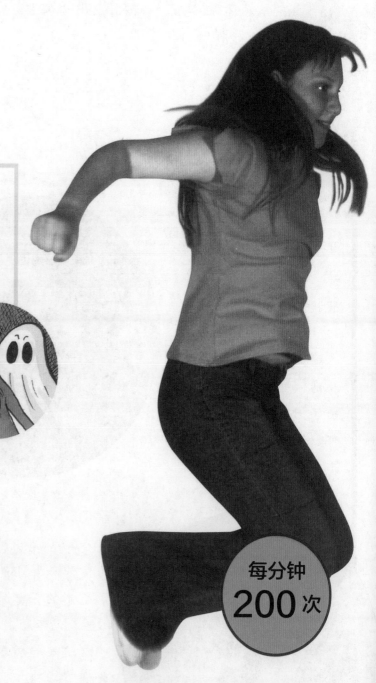

每分钟 200 次

运动的时候，全身五分之四的血液都会流到肌肉，脉搏有可能升高到每分钟 200 次。

运动后的保暖

运动会使身体发热、出汗，停止运动后则会面临降温太快的情况。为了避免着凉，在运动结束后，要多穿一些衣服。马拉松运动员会在比赛结束之后，裹上一件闪闪发光的锡箔毯，防止身体热量散失过快。

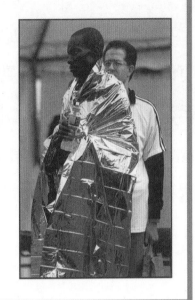

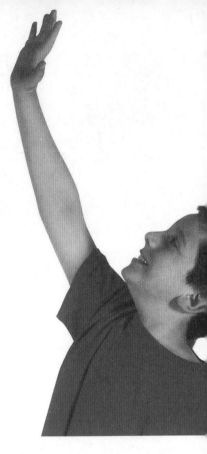

检查脉搏

手腕处的脉搏是最容易测量的，你可以使用秒表帮助计时（见第 17 页），数一下 30 秒的脉搏次数，然后加倍，这样更省时。

重力和血流

四肢和身体其他部位的血管瓣膜能够帮助血液对抗重力向上流动。把一只胳膊举过头顶几分钟，然后比较一下两只手的颜色，看看血液是如何对抗重力流动的。

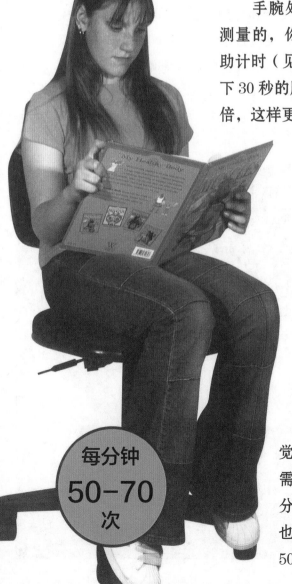

吃完饭后，你的心率会稍微上升，达到每分钟 70-90 次，因为这时，血液正流向消化系统分解食物。

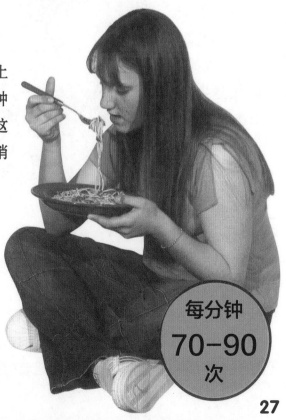

在休息或睡觉的时候，肌肉只需要身体血液的五分之一左右，心率也会下降到每分钟 50-70 次。

每分钟
50-70
次

每分钟
70-90
次

保持健康

突然进行高强度或长时间的锻炼，会导致受伤。最好的方法是从小幅度动作开始热身，逐渐加大强度。

在发达国家，心脏病发病人数处于上升趋势。医生们认为，这是因为多数人摄入了过多的脂肪类食物，且运动量很少。其实，照顾好心脏并不难，只要清淡饮食、控制体重、经常锻炼、别抽烟就可以了。只要在这些方面多加注意，就能让心脏保持强壮和健康。

吸 烟

吸烟不仅会导致循环系统疾病，还会给肺造成伤害，引起呼吸系统疾病。吸烟还会增加多个部位患癌的风险，包括肺、口腔和咽喉。戒烟很难，所以最好一开始就不要抽烟。

血液卫生

如果你被割伤了，应该彻底清洗伤口，并包扎，以防病菌侵入血液。如果伤口很深，可能还需要医生帮忙缝合才能愈合。如果鼻子受到了重击，鼻子内膜里的血管会撕裂并出血。给鼻子止血时可以微微仰头，并轻轻捏住鼻尖，直到血液凝结。

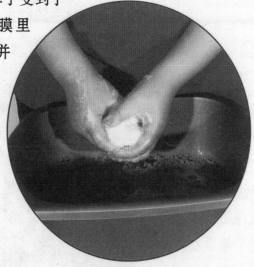

健康的心肌

锻炼可以让全身的肌肉都变得更加健壮，心脏也不例外，因为心脏其实是一个肌肉囊。经常锻炼可以让心脏、骨骼、关节和肌肉变得更健康和强韧。任何一项让你动起来的活动都是不错的选择。记住，千万不要用年龄太大或太小当作不运动的借口哦！

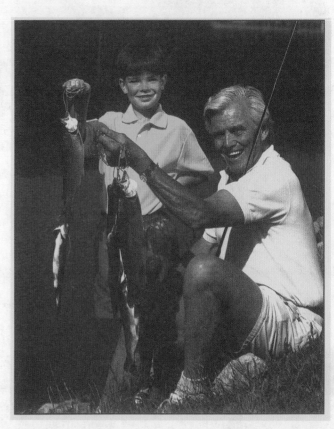

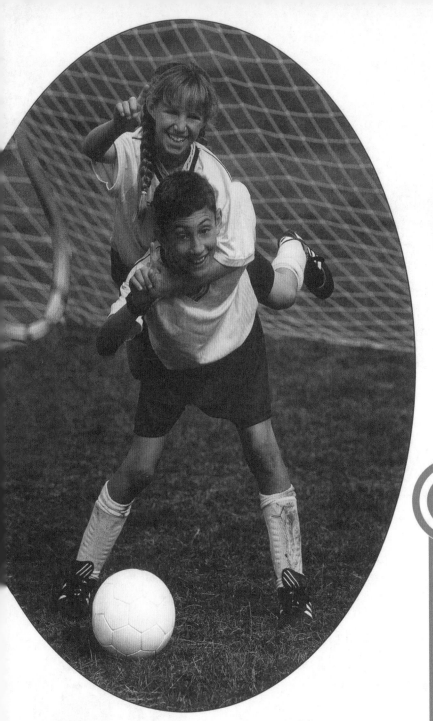

有氧运动

医生们认为，每周进行三次较大强度的运动，每次持续 20-30 分钟，有助于保持心脏、肺和全身的健康。跳绳、游泳和舞蹈等都属于有氧运动。其实，只要能让心肺更努力地工作，无论什么运动都可以。当然，最好是有趣的运动！

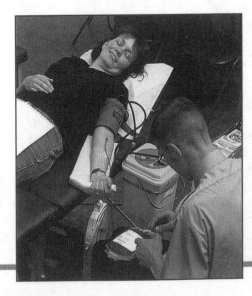

献 血

那些因为受伤或手术而大量失血的人，可能需要输血。当你到了 18 岁，就可以去献血了。只需要花费几分钟的时间，你就可以挽救他人的生命。

管住嘴

均衡饮食可以给心脏以及全身其他各部分提供营养。最好是摄入多种多样的食物，而不是只吃一种。饮食中至少要包括五种水果和蔬菜，还要包括鸡蛋、坚果、豆类、鱼或家禽，这样才均衡。还要记得多喝水哟！

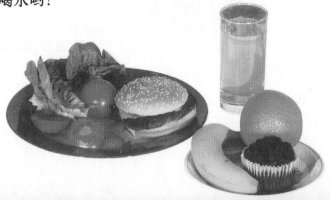

神奇的身体

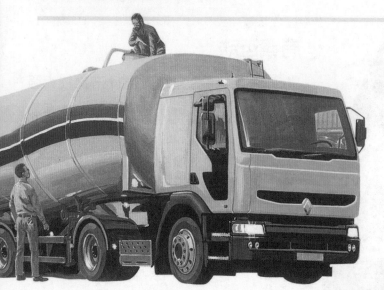

心脏一天可以泵出大约 8,000 升血液。只需要几天时间，就能够装满左图这么大的一辆油罐车。

静脉

休息的时候，心脏每分钟泵出大约 5 升血液。运动时，心脏的工作强度会提高 5 倍，每分钟泵出 25 升左右的血液。

毛细血管

动脉

成年人身上最粗动脉的直径大约为 2-3 厘米，而最细毛细血管的直径仅有几微米。

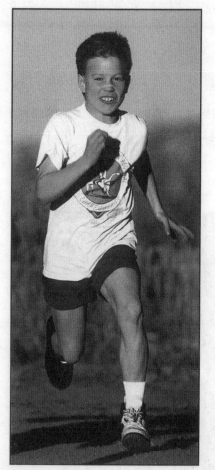

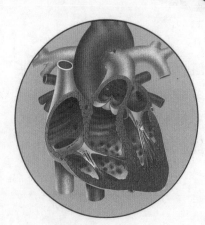

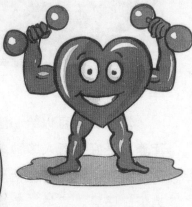

血液大约占体重的 8%，成年人的心脏重量约为 300 克。

心脏每分钟跳动 70 次左右，每小时就是约 4,200 次，每天就是约 100,800 次！

术语表

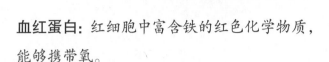

动脉：将血液从心脏运走的血管。

肺泡：肺里的一种微小气囊，氧从这里进入血流，二氧化碳从这里进入肺部。

接种疫苗：向体内注射特定物质，使其免疫系统能够抵御一种疾病的感染。

静脉：将血液送回心脏的血管。

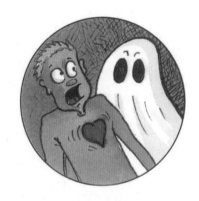

淋巴液：在全身循环流动的乳白色液体，可以清除体内多余的液体，还可以抵抗感染。

毛细血管：动脉和静脉之间的细微血管。

脉搏：心脏给全身供血时动脉的搏动。

心房：心脏中上面的两个小空腔。

心肌：构成心脏的特殊肌肉。

心室：心脏中下面的两个大空腔。

血红蛋白：红细胞中富含铁的红色化学物质，能够携带氧。

血浆：血液中的液体部分，可以运送血细胞。

血凝块：血液凝结结块，使伤口愈合。

血小板：帮助血液凝结的微小血细胞。

血压：血液流动时施加给血管壁的压力。

循环系统：使血液在全身循环的人体系统，由心脏、血管和血液构成。

有氧运动：任何可以提高心肺工作强度，将富含氧的血液泵送到肌肉的运动。

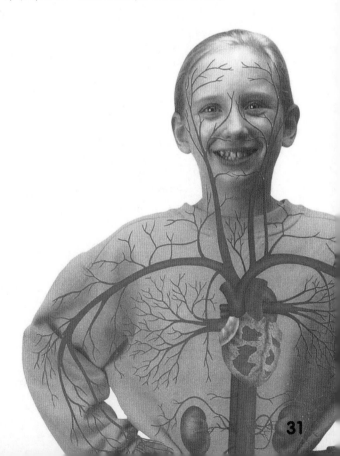

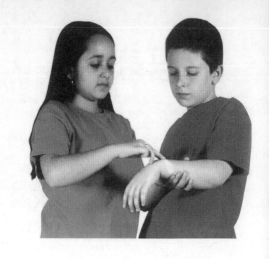

图书在版编目（CIP）数据

青少年身体认知和管理书 ：身体是如何工作的？.
循环系统 / （英）珍·格林著；刘长江，李萌译. -- 北
京 ：海豚出版社，2024.12
　　ISBN 978-7-5110-6846-0

　Ⅰ．①青… Ⅱ．①珍… ②刘… ③李… Ⅲ．①人体－
青少年读物 Ⅳ．①R32-49

中国国家版本馆CIP数据核字(2024)第077552号

版权登记号：01-2021-3241

My Healthy Body Blood And Heart
Copyright ⓒ Aladdin Books 2024
Written by Jen Green
Illustrated by Ben Hawkes
An Aladdin Book
Designed and directed by Aladdin Books Ltd.
PO Box 53987London SW15 2SF
England

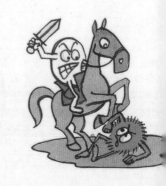

出 版 人：王 磊

项目策划：童立方·小行星
责任编辑：张国良
特约编辑：王 蓓　李静怡
装帧设计：李倩倩　方 舟
责任印制：于浩杰　蔡 丽
法律顾问：中咨律师事务所　殷斌律师

出　　版：海豚出版社
地　　址：北京市西城区百万庄大街24号
邮　　编：100037
电　　话：010-68325006（销售）010-68996147（总编室）
传　　真：010-68996147
印　　刷：河北彩和坊印刷有限公司
经　　销：全国新华书店及各大网络书店
开　　本：16开（889mm×1194mm）
印　　张：16
字　　数：100千
印　　数：1-4000
版　　次：2024年12月第1版　2024年12月第1次印刷
标准书号：ISBN 978-7-5110-6846-0
定　　价：148.00元（全8册）

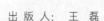

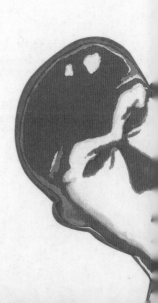

青少年身体认知和管理书
身体是如何工作的？

呼吸系统

[英] 珍·格林◎著

刘长江　魏茹萍◎译

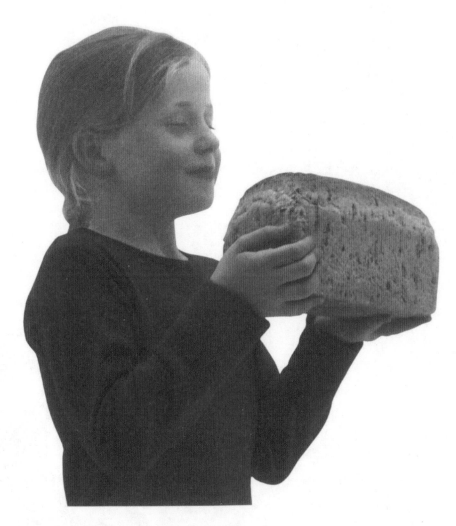

海豚出版社
DOLPHIN BOOKS
中国国际传播集团

目 录

简 介

你知道吗？呼吸是人体内最重要的生理过程之一。肺吸入和呼出气体对人体维持生命、成长、移动以及进行繁重的体力活动都必不可少。这个特殊过程由呼吸系统实现。呼吸还使你能够做各种各样的事情，比如说话、唱歌和吹蜡烛。这本书将帮助你了解有关呼吸系统的所有知识，教你如何保持呼吸系统的良好状态，拥有一个健康的身体。

诊断治疗

在本书的红色方框中，你可以了解到不同的病症，以及这些病症对人体可能造成的影响。

疾病预防

在本书的绿色方框中，你可以了解如何改善你的健康状况，让你的呼吸系统保持最佳状态。

工作中的身体

在本书的黄底背景区域，你可以阅读相关说明，了解人体内部的运行方式。

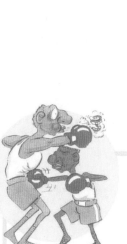

健康·小·贴士

在本书的黄色方框中，你可以深入了解人体的不同部分及其运行方式，还可以在这里找到保持身体健康的小窍门。

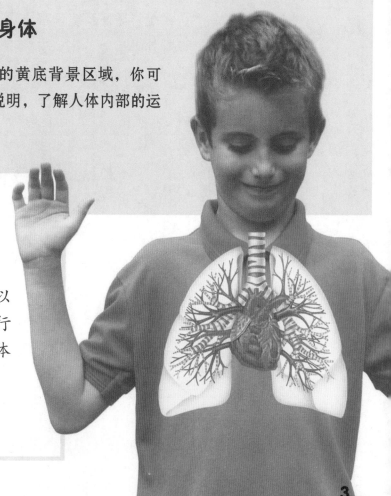

3

呼吸系统

几乎所有生物都需要氧气才能生存。氧气有助于身体成长，组织细胞利用氧气将有机物氧化分解以提供移动所需的能量。肺通过呼吸过程从空气中获得氧。普通人只能憋气1分钟左右，但有些动物比如鲸鱼，屏息时间可以长达2个小时！

人不能在水里呼吸。你如果想去海底探索，得从背上的氧气瓶或伸出水面的管子吸入氧气。

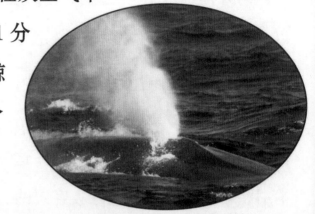

人体系统

我们的身体常被划分为多个系统，这些系统都有各自的功能，可每个系统都必须依靠其他系统，才能发挥出自身最大的潜能。呼吸系统与循环系统紧密协作，循环系统能将血流中的氧从肺运送到身体各处。

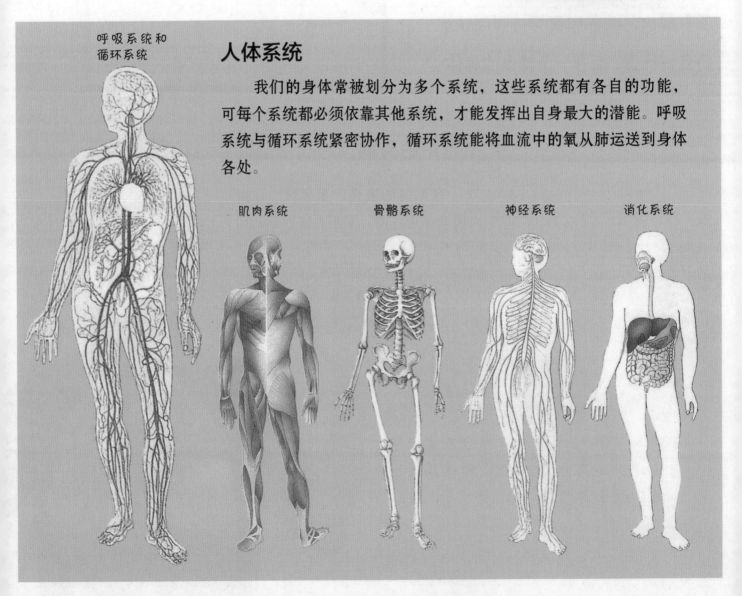

呼吸系统和循环系统

肌肉系统　　骨骼系统　　神经系统　　消化系统

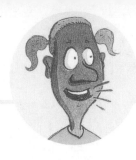

人体内的很多活动都离不开呼吸。当你说话时，气流会经过气管，让你的声带振动。你可以通过调节呼气的力度改变声音的大小，发出大喊声、尖叫声和低语等。

呼吸器官

呼吸过程中所使用的各个身体部分总称为呼吸系统，包括鼻、咽喉、气管、呼吸肌和肺等。你的肺位于胸腔之中、心脏的两侧。肺的形状像圆锥体，上端窄，下端宽。肺是海绵状结构，运作方式也类似海绵，只是吸进的是空气而不是水。

呼吸器官

当你吸气的时候，空气首先进入嘴和鼻子，再向下进入气管。两根较细的气管（支气管）连通着更细的气管（细支气管）和肺泡。氧穿过肺泡壁进入血液，再由心脏泵送到全身。废气（二氧化碳）从血液进入肺，最终被呼出体外。

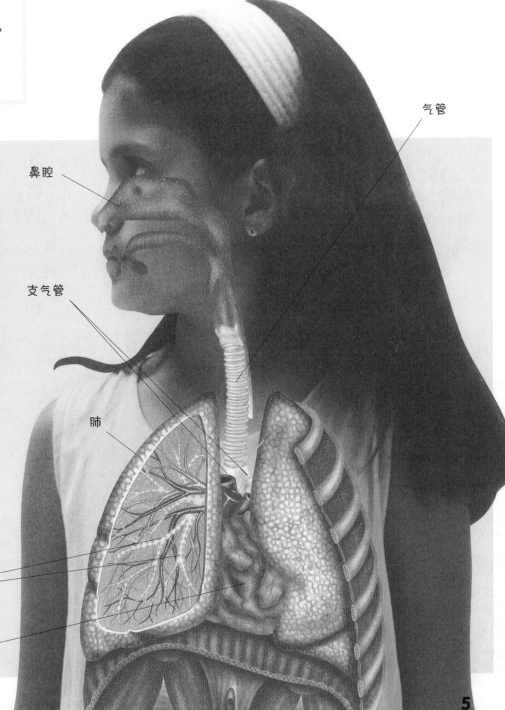

气管

鼻腔

支气管

肺

细支气管

心脏

生命的呼吸

每当你吸气的时候，肺里就会充满空气，像气球一样膨胀（扩张）。每当你呼气的时候，废气从肺内排出，肺就会瘪下去（收缩回去）。在这个过程中，肺从空气中获得氧，再通过血液运送到全身。在呼气的时候，肺会将身体不需要的二氧化碳排出。

游泳等运动能够锻炼呼吸肌和耐力。耐力是指长时间持续活动而不会累倒的能力！

肌肉需要氧

肌肉牵拉骨头，使你能做各种动作。肌肉工作时会消耗氧，运动越剧烈，需要的氧就越多，因此你在骑车时会呼吸加速。

永不停歇

屏住呼吸试试看，你很难维持1分钟以上。无论你在睡梦中还是清醒时，一天24小时都需要持续不断地呼吸，才能维持生命。如果你长时间憋气，你很快就会本能地喘起气来，忍都忍不住。

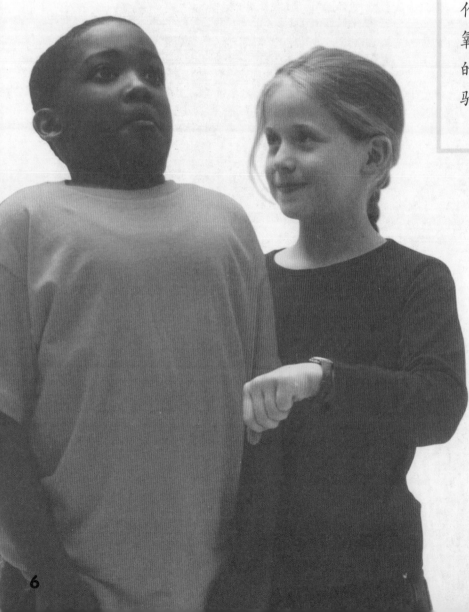

氧来自哪里？

大气层是包裹着地球的一层厚厚的气体。氧气约占大气总量的20.9%。幸运的是，植物能生产氧气。植物利用阳光制造自身所需的养料。植物的绿色部分能将二氧化碳、水和土壤中的矿物质转变为糖类，并在这个过程中释放出氧气。另外，地壳和水中也含有氧。

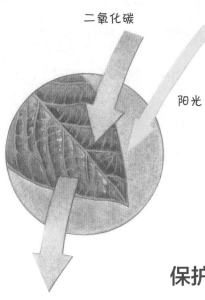

二氧化碳

阳光

氧气

释放能量

氧能够帮助你的身体释放食物中的能量。人体细胞利用氧分解食物分子比如糖，从中获取所需的养分。分解的过程能释放能量供身体使用。

保护肺

肺易受损，如果没有肋骨围成的胸腔保护，它们很容易受损。肋骨是十二对扁平、弯曲的骨头，它们与脊柱和胸前又长又直的胸骨相连。肋骨同时保护着其他易受损的器官，比如心脏和肝脏。

改善心肺功能

经常锻炼能让你的心脏和呼吸肌变得更加健康，这样它们就能更加有效地工作。有些类型的运动比如骑车、慢跑和跳舞，对心脏和肺特别有好处，因为这些运动会消耗大量的氧。

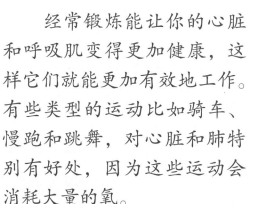

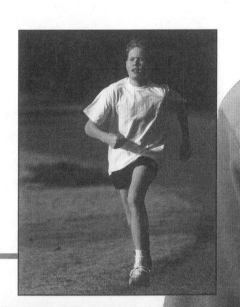

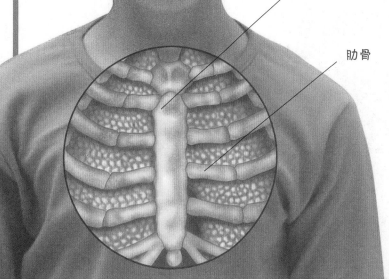

胸骨

肋骨

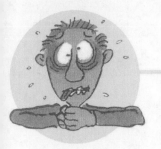

上呼吸道

上呼吸道包括嘴巴、鼻子和咽喉。空气从鼻孔进入鼻腔，鼻腔是头内的一个空间，可以将流入的空气变得温暖一些，还能去除空气里的尘垢，让吸入的空气变得更加干净。你也可以用嘴呼吸，运动的时候经常会这样，因为用嘴呼吸能够快速吸入和呼出大量空气。

不能边运动边吃东西！因为食物可能会进错管道，把你噎住。

闻气味

鼻子还可以用来闻气味。鼻腔顶端有两块儿敏感区，能嗅到空气中漂浮的气味颗粒。嗅觉使你能够享受各种香味，比如刚出炉的面包、鲜花和香水等。同时，你还可以察觉到提示危险的气味，比如烟味。不过，如果你感冒或鼻子被堵住了，就会发现很难嗅到气味。

擤鼻涕

鼻孔和其他气道内壁都覆盖叫做黏液的一种黏性液体，它们能黏住吸入的尘垢。通过擤鼻涕，你可以清除这些黏液。如果你感冒了，产生黏液的细胞就会使劲工作，试图去除病毒。

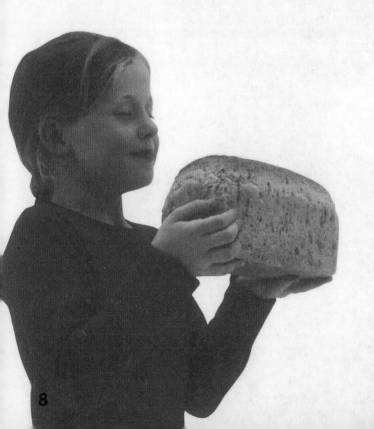

安全瓣

喉部有两根管道，一根用于进食，一根用于呼吸。喉部有个叫会厌的活盖，它负责保证进入咽喉的东西进入正确的管道。在你吞咽食物时，会厌就会翻下来，盖住气管。当食物安全进入食管后，会厌又会翻上去，重新开放气管。

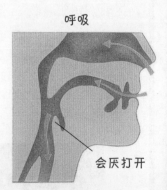

呼吸

会厌打开

吞咽

食物

会厌闭合

上呼吸道

　　鼻子和鼻孔主要是由软骨构成的，与面部骨骼中一个长长的空洞（鼻腔）连在一起。鼻腔和口腔都通向气管。喉咙顶部有节的突起叫做喉结，是喉（发声器官）的一部分。鼻腔和耳内的鼓室之间狭窄的通道叫做咽鼓管。

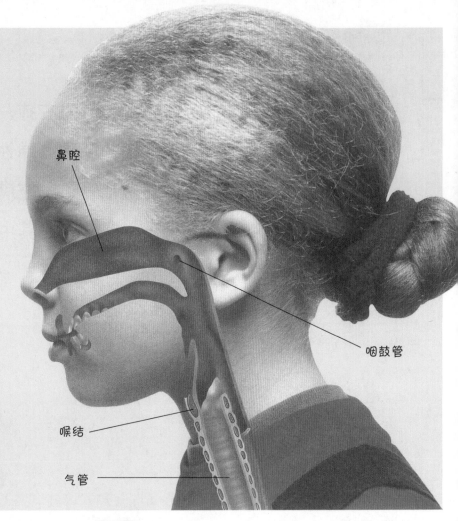

鼻腔

咽鼓管

喉结

气管

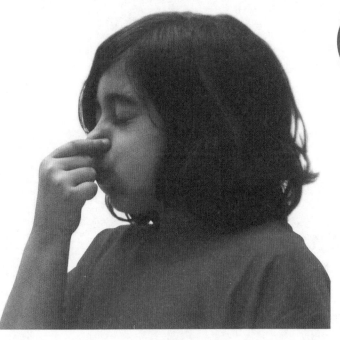

　　咽鼓管有助于平衡耳朵里的气压。坐飞机的时候，你可能会感到耳朵有些堵塞或有些难受。这时只要做个吞咽动作，或者捏住鼻子轻轻地鼓气，就能帮助你疏通咽鼓管了。

流鼻血

　　鼻子内壁有许多血管，能够让进入鼻孔的空气变得暖和。如果你的鼻子受到猛烈的撞击，这些血管可能会破裂，鼻子就会流血。要想让鼻子止血，你可以微微地抬起头，轻轻地捏住鼻子顶端，用嘴正常呼吸，很快，血液就会凝结并堵住伤口。

肺

你的左肺略小于你的右肺，因为左肺要给胸腔左侧的心脏留出空间。你的肺是有弹性的海绵状结构，由数百万个肉眼看不见的微细管道和充满空气的小泡组成。当你吸气和呼气的时候，空气就在其中来回穿梭，被身体利用。

虽然肺里面的单个肺泡很小，可所有肺泡的表面积加起来很庞大。如果将它们全部展开，总面积能有一个网球场那么大。

肺的结构

肺的结构很像一棵大树，树上长了很多树枝，树枝末端长满了细小的枝条。气管分离出来两根主要管道，叫支气管，支气管再分成更细的管道，称为细支气管。最细的细支气管比头发丝还细，它们连接着那些叫做肺泡的微小气囊。

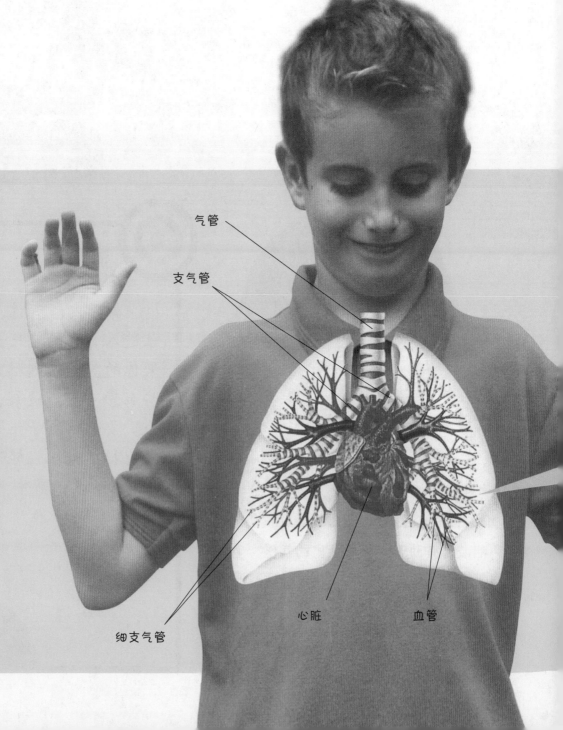

气管

支气管

细支气管

心脏

血管

听听你的肺音

找一位朋友，让他（她）靠近你的胸腔仔细地听，他（她）也许能听到肺发出的声音。如果你感觉呼吸困难，一定要去咨询医生，医生会借助一个叫做听诊器的工具，清晰地听到你的呼吸声。

气 管

气管从喉一直通到支气管，由许多坚韧的C形软骨支撑（见下图）。这些软骨能将气管撑开，使气管既强韧又灵活。如果气管受到撞击，这些软骨也能起到保护作用。

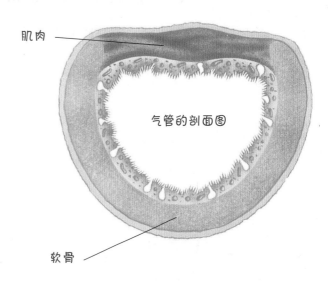

肌肉

气管的剖面图

软骨

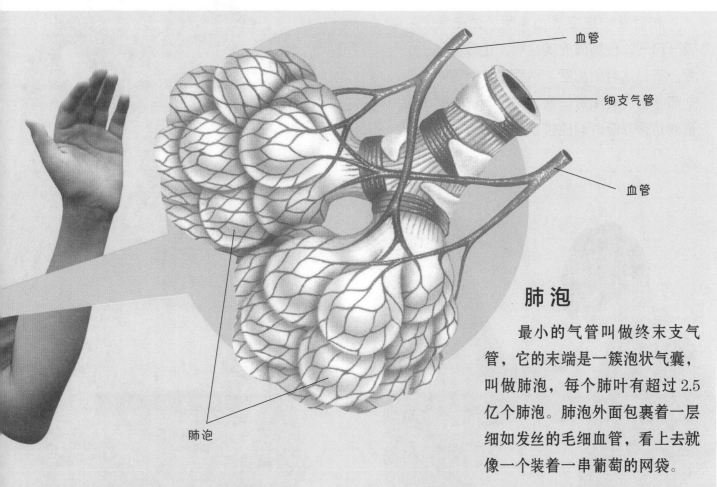

血管

细支气管

血管

肺泡

肺 泡

最小的气管叫做终末支气管，它的末端是一簇泡状气囊，叫做肺泡，每个肺叶有超过2.5亿个肺泡。肺泡外面包裹着一层细如发丝的毛细血管，看上去就像一个装着一串葡萄的网袋。

吸气与呼气

呼吸的物理过程主要靠两种肌肉拉动，一种是位于肋骨之间的肋间肌，另一种是位于胸腔底部有弧度的扁平薄片状肌肉，叫做膈肌。这些肌肉的收缩（紧张）和放松会改变肺的容积。吸气时，空气进入肺部，填满肺内扩张的空间；呼气时，肺部恢复原先的大小，将肺内气体挤压出去。

儿童的肺通常能容纳约1.5升空气，深呼吸时则可以容纳3升空气！成年人的肺能容纳多达5升的空气。

测量呼吸

和朋友一起完成小实验。你先深吸一口气，使肺部充满空气，让朋友测量一下你这时的胸围。然后将肺内气体全部呼出，再测量一次。两次测量的差值就是你呼吸时胸腔扩张的大小。

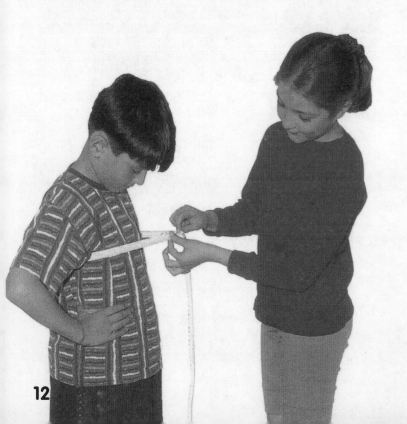

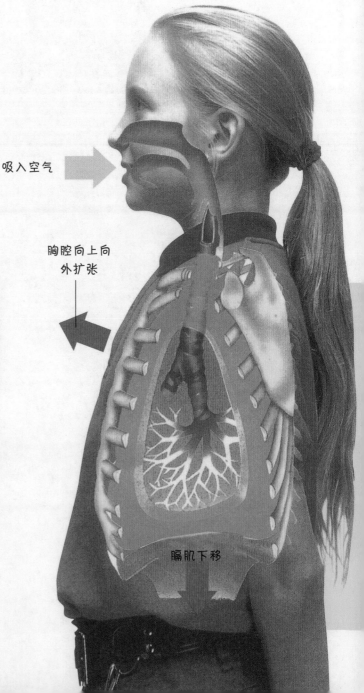

吸入空气

胸腔向上向外扩张

膈肌下移

胸腔的运动

当你将空气吸入肺里，你那富有弹性的胸腔就会扩大。而呼气的时候，你的肋骨会向下和向内移动，导致胸腔内的空间变小，迫使气体流出。现在，像平常一样呼吸，感受一下肋骨轻微的上下起伏，然后原地慢跑1分钟，再感受一下。

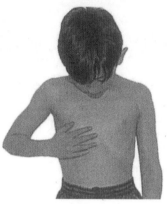

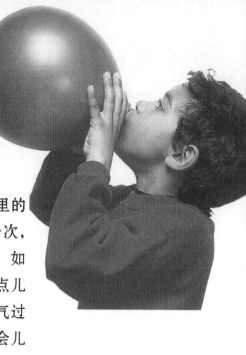

吹 气

吹气球是你把肺里的空气吹进气球，每吹一次，气球就会变大一点儿。如果你吹着吹着觉得有点儿头晕，那是因为你换气过度了，停下来休息一会儿就会好转。

呼出空气

胸腔向下和向内收缩

放松呼吸

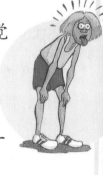

如果你运动之后感觉喘不过气来，可以将双手搭在膝盖上，让身体前倾。这种姿势可以让颈、肩、胸和腹的肌肉一起帮助你"喘过气来"。

呼吸肌

当你吸气时，你的肋间肌收缩，拉动肋骨向外，使肺扩张，同时你的膈肌会收缩，拉动肺下降，这时空气被吸入，填满肺里增加的空间。当呼吸肌放松时，肺部缩回原来的大小，将空气挤出体外。

膈肌上移

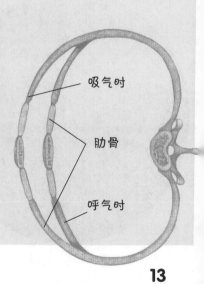

吸气时

肋骨

呼气时

13

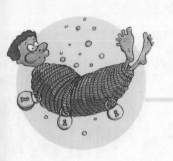

呼吸时发生了什么

呼吸时，空气中的氧气会穿过肺泡壁进入血液。细胞利用这些氧气来分解食物分子，产生身体运行所需的能量。这个过程中产生的废气二氧化碳会渗入血液，输送回肺部，最后在你呼气时排出体外。

肺内气体

当你呼吸的时候，肺内的各种气体含量会发生变化。吸入的气体含有21%的氧气和少量二氧化碳；而在呼出的气体中，氧气含量减少了，二氧化碳含量增多了。氮气是空气中的主要气体，不被身体所用。

呼吸困难

如果肚子遭受重击，肺里的气体会被挤压出来，使你喘不过气来。这时，膈肌也可能会发生短暂痉挛，导致肺吸入不了空气。

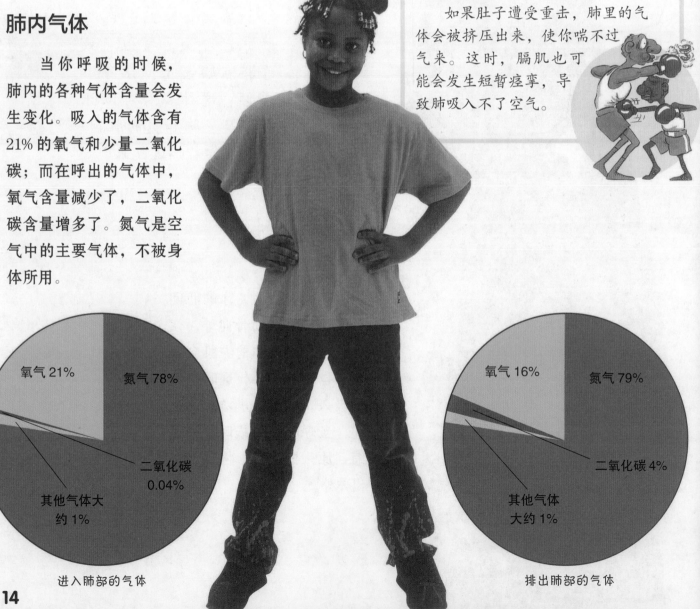

氧气 21%　氮气 78%　二氧化碳 0.04%　其他气体大约 1%

进入肺部的气体

氧气 16%　氮气 79%　二氧化碳 4%　其他气体大约 1%

排出肺部的气体

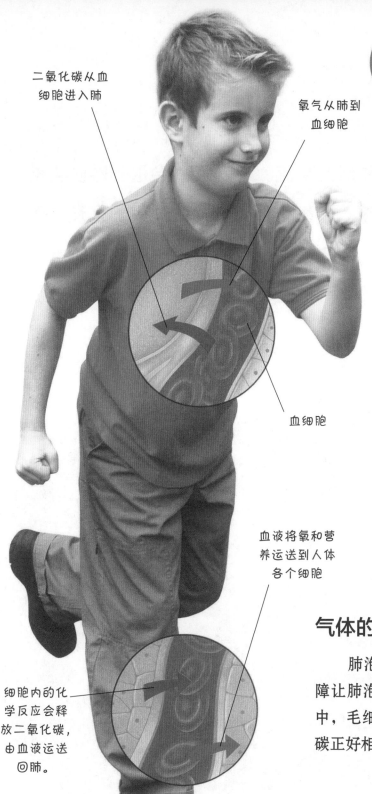

二氧化碳从血细胞进入肺

氧气从肺到血细胞

血细胞

血液将氧和营养运送到人体各个细胞

细胞内的化学反应会释放二氧化碳，由血液运送回肺。

（见下图的假人动作示范）

口对口人工呼吸

你呼出的气体中仍然包含不少氧气。通过口对口人工呼吸（见下图的假人动作示范）可以将你呼出的氧气输送给受伤的人，帮助他们的肺恢复工作。

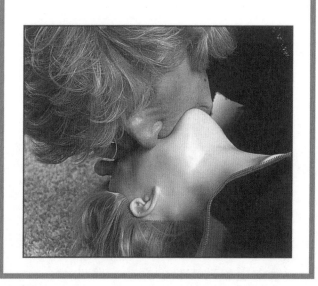

气体的渗透

肺泡壁大约只有一个细胞的厚度，这层薄薄的屏障让肺泡中的氧气能穿过这层细胞壁渗透到毛细血管中，毛细血管再将氧气运送到全身。血液中的二氧化碳正好相反，它穿透肺泡壁进入肺泡，最后被你呼出。

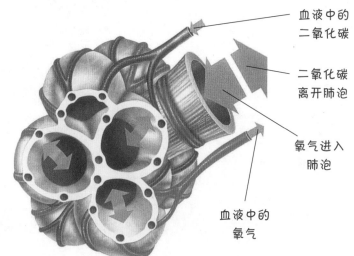

血液中的二氧化碳

二氧化碳离开肺泡

氧气进入肺泡

血液中的氧气

气体交换

心脏将含氧丰富的血液输送到全身，细胞利用这些氧分解食物，在这个过程中会产生二氧化碳废气。二氧化碳在体内堆积是有害的，不过它会从血液移到肺部，再由肺呼出体外。

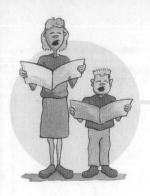

发出声音

呼吸不仅能够让你获取生命所需的氧气，还能够帮助你说话，让你能和别人交流。你说话时会用到喉咙里的声带，还会用到嘴唇、牙齿和舌头。你的呼吸器官还能帮助你发出其他声音，比如歌声、喊叫声、哼唱和口哨声。当你大笑、哭泣或叹气时，是在用不同的呼吸方式表达不同的情绪。

唱歌的时候，你可以通过收紧和放松喉咙里的声带，发出高音和低音。

发声器官

你的喉咙里有两片能发声的声带。声带位于气管的顶部，当你吐气的时候，气体会沿气管向上带动声带的振动，发出声音。你可以利用脸颊、嘴唇、牙齿和舌头将这些声音塑造成不同的词语。

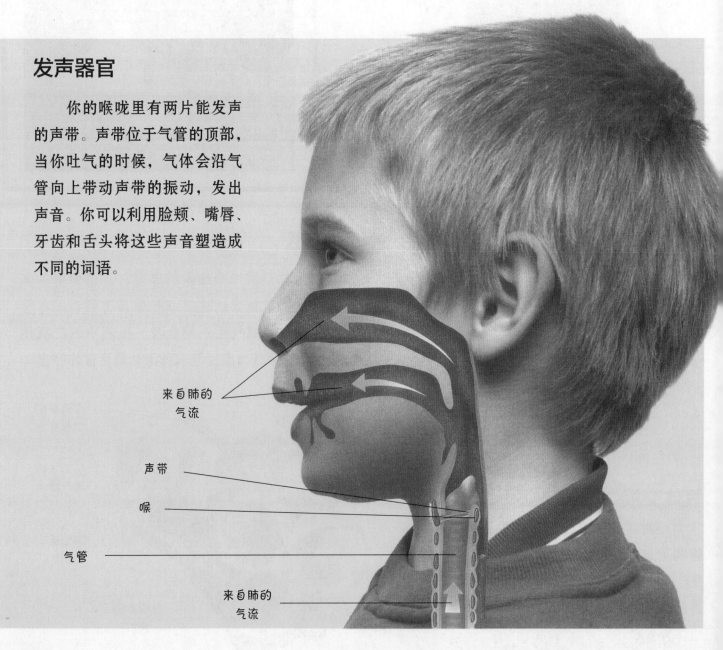

来自肺的气流

声带

喉

气管

来自肺的气流

声音嘶哑

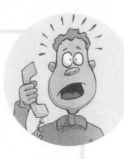

如果你扯着嗓子大喊大叫，你的声带很快就会肿起来，不能正常振动，收紧时两条声带之间还会漏气，嗓音会变得嘶哑。少说话可以帮助你的声带消肿。

鼻 窦

鼻窦是你头内的很多小空腔，连接着你的鼻腔。鼻窦内壁的黏液可以湿润吸入的空气。当你说话时，声音会在鼻窦中回响。如果患上感冒，你的鼻窦会发炎或阻塞，声音听起来就很不一样了。

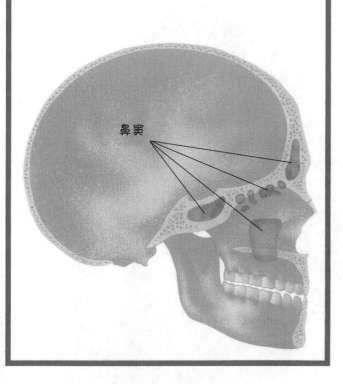

鼻窦

声带

声带是两片有弹性的瓣膜，与喉相连，由肌肉支撑着。通常，气流穿过两条声带之间的宽阔间隙时，不会产生声音。不过，当说话或唱歌时，声带会收紧，间隙闭合，空气沿气管向上，振动声带，产生声音。

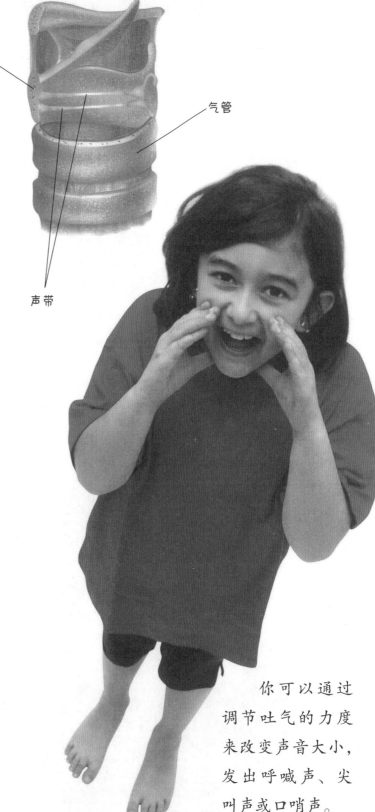

喉

气管

声带

你可以通过调节吐气的力度来改变声音大小，发出呼喊声、尖叫声或口哨声。

清洁呼吸道

肺部组织易受损，很容易被灰尘、烟雾和污染损伤。幸运的是，呼吸系统内部有一些"安全设施"，能阻止"异物"进入肺。黏稠液体（黏液）和小绒毛（纤毛）可以吸住、收集灰尘，然后身体就可以将它们从呼吸道中清除出去。

打喷嚏时，气流会飞快地从鼻孔喷出，速度高达160千米/小时，和飓风的速度差不多。

黏液腺

纤毛

咳嗽和打喷嚏

咳嗽和打喷嚏能帮助清除呼吸道中的灰尘、污物、黏液和病菌。当你咳嗽时，气流会沿着气管向上冲出嘴巴，途中还会振动声带，发出"咳咳"的声音。打喷嚏时，气体会从鼻中喷出，将上呼吸道清理干净。

病菌的传播

打喷嚏的时候，你会喷出细小液滴和病菌形成的雾，远达3米之外。所以，打喷嚏的时候一定要记得用手帕遮住口鼻，咳嗽的时候也要用手捂住嘴巴。

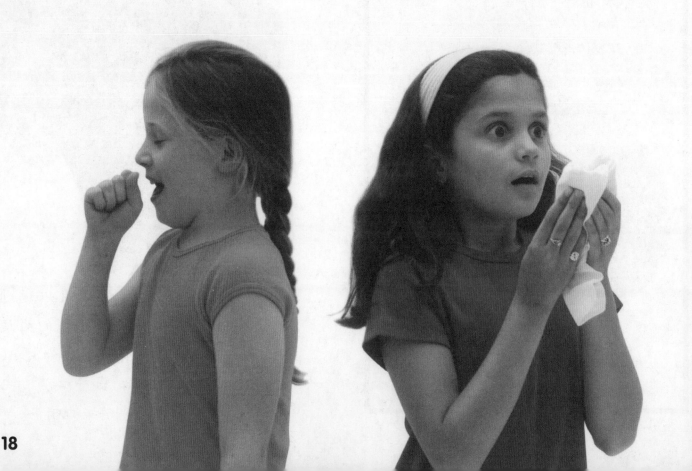

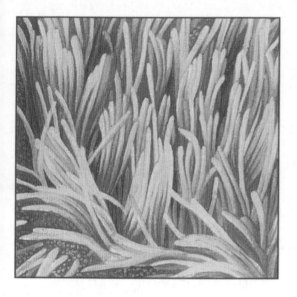

毛茸茸的通道

鼻腔内壁长满了绒毛，这些绒毛负责过滤灰尘和污垢，阻止它们进入身体。气管和鼻腔里长有更细小的毛，叫做纤毛（见上图）。这些纤毛会像波浪一样来回摆动，清扫脏兮兮的黏液，使它被你咳出、喷出或者吞下去。

打呼噜

你睡着后，如果吸入的空气振动了你嘴巴里的软腭或悬着的小舌，你就有可能会打呼噜。有些人只要平躺或鼻子阻塞，就会打呼噜。侧卧或用枕头垫高头部，可以缓解这种情况。

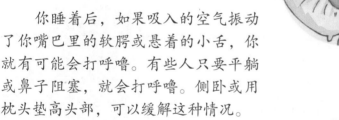

打 嗝

当膈肌比平时更加猛烈地收缩时，导致突然吸入一口气，这就是打嗝。吸入的气流会猛地打开喉里的会厌，并发出响亮的嗝声。通常，小口缓慢喝水或屏住呼吸可以平息打嗝。

噎 食

如果食物进了气管，把你噎住了，通常只要咳嗽几下，就能把阻塞物清除。一般来说，食物完全堵住气管的情况很少发生，如果发生了，成年人可以用"海姆立克急救法"帮助你，即用双手抱在你的膈肌下方，然后猛地向内挤压，这样就能挤压出一股气流，让堵塞物排出。

巨噬细胞

你的身体里有一类血液细胞叫做巨噬细胞，它们能对抗肺和身体其他部位的病菌和感染。这些肉眼看不见的细胞在全身来回巡视，一旦发现病菌，就会将它们包围并破坏。

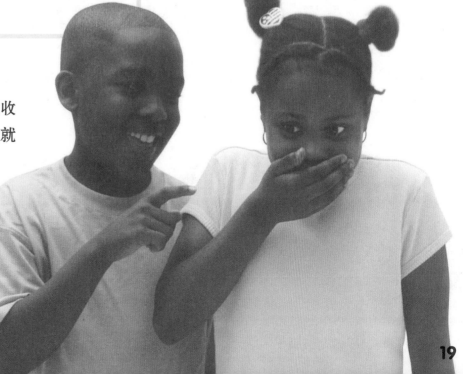

呼吸频率

你休息时，身体需要的氧气要少于跑步或骑车等剧烈运动时。为了适应身体不断变化的氧气需求，脑会自动调整呼吸频率。在你休息的时候，肌肉不需要很多氧，因此呼吸变得慢且浅。在你跑步或骑车时，肌肉则需要大量氧，因此呼吸肌会更加努力地工作，不断地将空气吸入肺里。

比起在舒适的沙发上休息，当你出去慢跑时，肺和心脏要工作得更加卖力，以便为你的肌肉供氧。

岔 气

身体一侧岔气或抽筋会导致疼痛，或许和膈肌有关。如果你在进食后太快进行运动，就有可能会岔气。这也许是因为胃在消化时，膈肌得不到足够的氧。

测量呼吸频率

人在休息的时候，每分钟呼吸大约 12 次左右，每次大概吸入 0.5 升空气。在跑步的时候，呼吸会变得又快又深，每分钟呼吸多达 60 多次，每次大概吸入 4 升空气。运动时 1 分钟吸入空气的量相当于休息时的 40 倍呢！你可以试着记录一下你在休息、走路和跑步时的呼吸频率。

睡觉时

走路时

脑 力

脑在氧气供应充足的环境中工作效率最高，所以你在闷热的房间里很难思考。脑底部的呼吸中枢还有一个用处，就是收集血液中氧含量的信息，并在必要时指示呼吸肌更加努力地工作。这个过程是自动的，不需要你去想。当然，你也可以自己主动地调节呼吸，比如屏住呼吸。

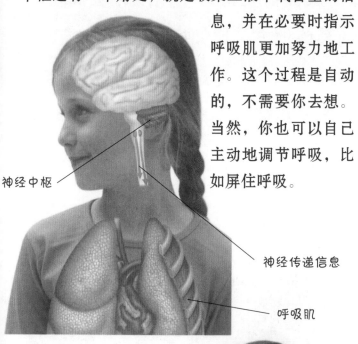

神经中枢

神经传递信息

呼吸肌

跑步时

打哈欠

打哈欠是一种自动反射，可能是浅呼吸引起的。我们并不知道人们为什么会打哈欠，不过，人们在疲惫和困倦时常常会打哈欠，也许这是人在休息之后扩展胸腔的一种方式。打哈欠还会传染！如果你看见你的朋友在打哈欠，你也可能开始打哈欠。

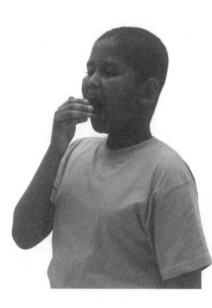

控制呼吸

你在唱歌或吹奏乐器时，通过调节呼吸来适应不同的音乐模式。吹重一点儿或吹轻一点儿就能提高或降低音量。当你演奏长笛时，可以通过变换气流吹进乐器的角度，奏出不同的音高。

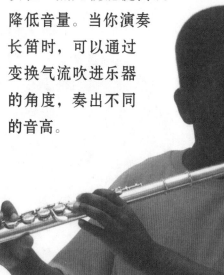

21

新鲜空气和污浊空气

为了维持生命，每个人都需要持续不断地呼吸新鲜的空气。不过，在世界的某些地方，比如拥挤的城市或工业中心，空气并不是很洁净。工厂、电厂和汽车排放的烟尘会污染空气，当人呼吸了污染的空气后容易引发很多呼吸疾病。吸烟也会损害一些人的呼吸系统。

吸烟会让呼吸不畅，导致你在运动时或进行其他体力活动时更加地"上气不接下气"。

吸 烟

吸烟对呼吸系统以及整个身体的健康状况都有坏处。吸进去的烟雾会刺激肺的内壁分泌出更多的黏液来清除烟尘颗粒。吸烟还会损害那些帮助清除肺中黏液的纤毛。因为无法清除多余的黏液，吸烟者有咳嗽的症状。吸烟还会损伤肺部结构，增加某些严重疾病的患病风险，如心脏病、肺癌和肺气肿。

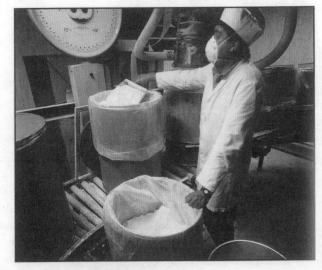

不利于健康的工作

有些工作不得不在空气污浊的环境下进行。煤矿工人和采石场工人经常呼吸含有煤或岩石粉尘的空气。食品厂的工人也会吸入诸如面粉（见上图）之类的微粒。如今，社会越来越重视工人的健康，正在努力让工人免受空气污染的影响。

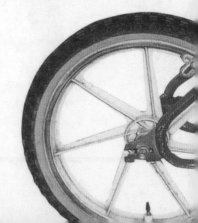

城市雾霾

　　有些城市笼罩在污浊的雾霾之中。如果城市居民的呼吸道受到这些污浊空气的刺激，就可能患上呼吸疾病。墨西哥城（见右图，天气晴朗时拍摄）是世界上污染最严重的城市之一。遇到雾霾天气，这座城市的能见度小于半英里，这些山顶或者建筑的屋顶都看不见。

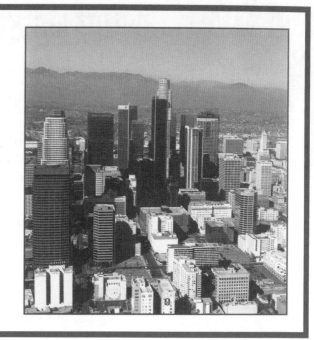

山里的空气

　　山里的空气通常都比较洁净健康，因为大山离城市和制造污染的工厂都很远。不过，高海拔的地方空气含氧量低，所以登山运动员有时需要用专用的氧气瓶来吸氧。

汽车尾气

　　汽车会排放多种有毒的废气，包括一氧化碳。这种危险气体会降低血液的携氧能力，让我们呼吸困难。在交通拥堵的城市里，许多骑自行车的人都会戴上口罩，目的就是过滤掉这些危险的废气。

23

呼吸困难

哮喘和过敏是影响肺和呼吸道的常见疾病，容易造成呼吸困难。如果你患有哮喘，呼吸道有时就会发炎肿起来，引发气喘和呼吸短促。哮喘和过敏通常可以用药物治疗，不过严重的哮喘可能导致生命危险。

许多人会对诸如猫狗之类的动物过敏。你是否对动物毛羽或皮肤过敏，接触到这些东西就会打喷嚏或气喘。

哮 喘

如果你患有哮喘，你就有可能有气喘和呼吸短促的症状，胸口也会感觉闷得慌。出现这些症状，是因为气道壁肿胀以及呼吸肌收缩，导致呼吸道变窄。吸入哮喘药（使用吸入器）能让呼吸道重新打开，消除症状。

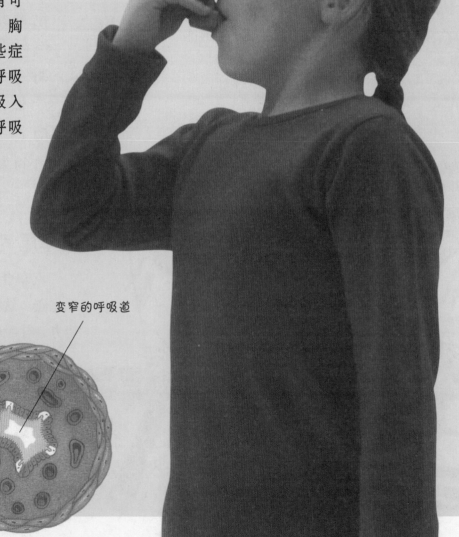

正常的呼吸道

变窄的呼吸道

24

过 敏

如果你患有过敏症，那么通常对人体无害的物质比如灰尘、花粉和皮毛，可能会引起你的不良反应。你的呼吸道可能会受刺激而肿胀，眼睛、喉咙和鼻腔可能会又疼又痒，还会流鼻涕。抗组胺类鼻用喷剂或药物可以减轻过敏引起的症状。

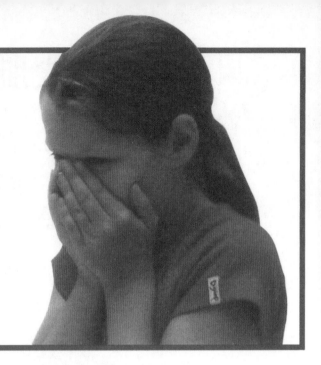

微小的罪魁祸首

即使是新鲜的空气，里面也含有一些微小的灰尘颗粒、花粉粒、皮毛和羽毛的碎渣。这些微粒会引发哮喘和其他过敏症。尘螨（见左图中的放大展示）是生活在灰尘或床垫中的微小生物，它们的粉状排泄物飘浮在空中，容易引起过敏反应。

花粉热

花粉热是一种对花粉过敏的疾病。春夏之际，青草和开花植物都会传播花粉，空气中的这些微小花粉粒会刺激鼻子、眼睛和喉咙，在干燥有风的天气尤其严重。

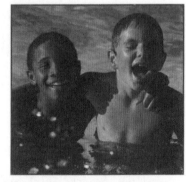

坚持锻炼

患有哮喘和过敏并不意味着必须放弃运动或其他体力活动，只是在参加运动时要注意呼吸并随身携带药物。剧烈运动前，要慢慢热身，运动后要缓和平复。如果你经常在运动时感到呼吸短促，可以去找医生或护士咨询，看看如何防止哮喘破坏运动的乐趣。

生命之肺

婴儿的肺在婴儿出生前就已经在发育了，可直到出生时才第一次吸入空气。你一生下来，肺就开始呼吸，给你的身体供氧。你生命中的每一分每一秒都在持续呼吸，昼夜不停。随着年龄的增长，肺也会成长，并和身体其他器官一起发生变化。

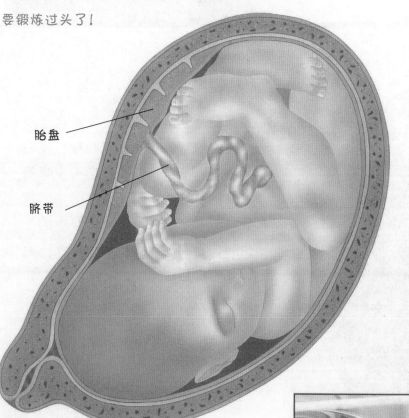

胎盘

脐带

肺的发育

出生之前，胎儿在一个充满液体的囊中发育成长，所需要的氧和营养都是通过胎盘和脐带从母体获取。神奇的是，婴儿出生时，肺已经准备好了呼吸空气为身体供氧。

第一次呼吸

刚一出生，你的肺会第一次吸满空气，氧开始穿过肺泡进入血液。婴儿呼吸得很快，每分钟有40-50次。等到婴儿5岁大的时候，呼吸频率会降到每分钟25次左右。有些新生儿需要借助呼吸器（见右图）辅助呼吸。

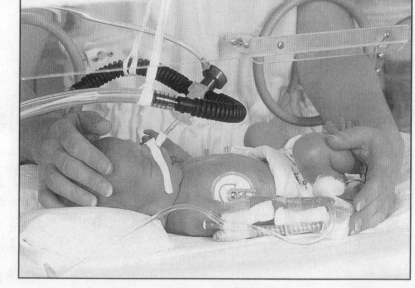

被动吸烟

即使你自己不吸烟，如果经常接触别人吐出的二手烟，你的肺仍然会在烟雾弥漫的空气中受损，这叫做被动吸烟。为了你自己的健康，也为了家人和朋友的健康，劝告他们戒烟吧！

吸氧

氧气约占你周围空气的 21%。呼吸困难的病人，除了呼吸空气外，有时还需要在鼻子里插管，额外补充氧气。如果病情更加严重的话，病人还需要戴上氧气面罩。

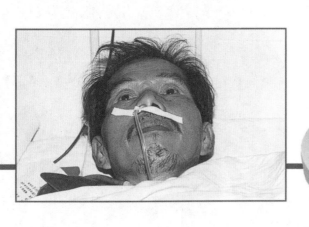

吸收氧

新生儿的肺并没有发育完全，8 岁之前，肺泡还在持续发育。25 岁以后，肺吸收氧的能力会逐渐降低。

保持肺部活跃

当你锻炼的时候，为了给细胞提供更多的氧，你需要吸入更多的空气到肺里，这有助于增强呼吸肌的力量和耐力。走路是每天最容易做的运动，即使年龄大了也可以做哦！

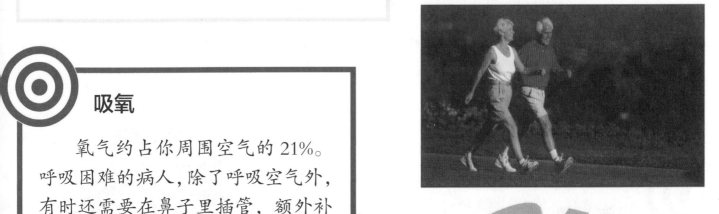

85 岁 50%

65 岁 62%

45 岁 82%

约 20 ~ 30 岁 最佳肺活量

人生不同阶段的肺活量

保持健康

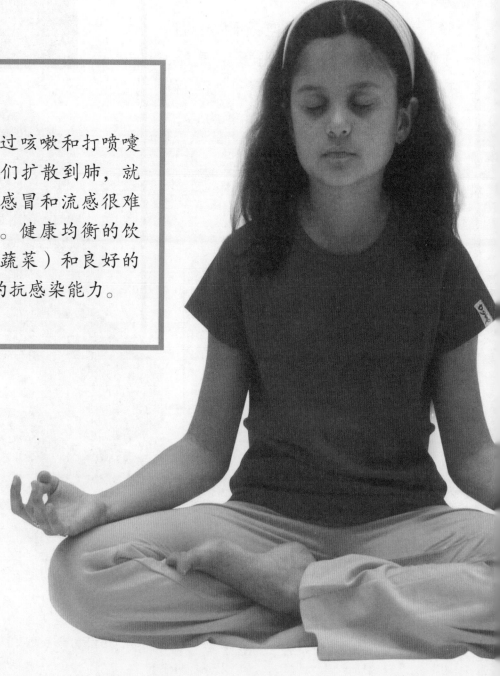

与生俱来的双肺会陪伴你的一生，你一定要尽力照顾好自己的呼吸系统，这是非常重要的。均衡饮食和经常锻炼都有助于保持肺和呼吸肌的健康。另外，要远离香烟和其他烟尘，保护肺不受这些污染的侵害。

1918 年流感大爆发，为了防止被传染，有些人甚至戴上了军用防毒面具。

抵御感染

感冒和流感会通过咳嗽和打喷嚏的方式传播。如果它们扩散到肺，就可能引起胸腔感染。感冒和流感很难避免，不过可以预防。健康均衡的饮食（包括大量水果和蔬菜）和良好的睡眠都有助于提高你的抗感染能力。

伸展和放松

瑜伽是一种通过拉伸关节和肌肉放松精神的运动。瑜伽技巧包括对呼吸的控制，因此，瑜伽对于肺或呼吸道有疾病的人来说，是一项特别好的运动。

洁净的空气

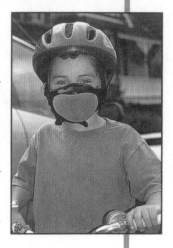

在高楼林立的地区，汽车尾气成为一种主要污染源。汽车尾气会刺激你的呼吸道内壁，引发呼吸问题。出行时尽量不开车，选择骑自行车、步行或者乘公交都可以减轻当地的交通堵塞和污染问题。

对呼吸系统有利的饮食

医生们认为，多吃水果和蔬菜可以帮助你预防呼吸疾病。研究者发现，富含维生素C和维生素E的食物能保护身体组织（如气道内壁）免受损伤。

动起来吧！

经常锻炼对心脏、呼吸系统和整个身体都有好处。并不是热衷于运动项目才叫锻炼，遛狗、跳舞甚至走路上学都算是锻炼。

危险的习惯

许多人从年轻时就开始吸烟，等到年纪大了就悔不当初。所以，即便你所有的朋友都点起了烟，你也不要迫于压力而吸烟。香烟不仅危害健康，而且还特别浪费钱！最好从一开始就不要学抽烟，如果已经染上了吸烟的习惯，也可以找医生咨询一下，让医生帮自己戒掉烟瘾。

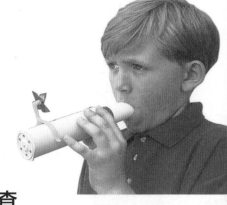

呼吸检查

如果你感觉呼吸困难，要尽快告诉成人，去医院检查一下，这样能很容易地找出问题所在。检查时，医生会让你对着一个仪器使劲吹气，这个仪器叫"呼吸测试仪"，可以测出你呼气的强度。

神奇的身体

大多数人只能憋气1分钟左右，不过鲸鱼和海豚的憋气时间长得多，一头抹香鲸可以憋气潜水2小时左右呢！

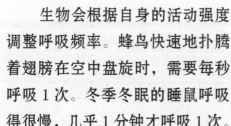

生物会根据自身的活动强度调整呼吸频率。蜂鸟快速地扑腾着翅膀在空中盘旋时，需要每秒呼吸1次。冬季冬眠的睡鼠呼吸得很慢，几乎1分钟才呼吸1次。

深海潜水者在水下需要呼吸一种特制的混合气体，包括氦气，这种气体会使嗓音变尖。潜水者使用的呼吸管有加固用的韧性环，其作用和身体气管中的弹性软骨环相似。

男性和女性的音高不同，因为他们的声带尺寸不一样。男性的声带更大且拉伸不那么紧，所以他们的声音更加低沉。

你咳嗽的时候，气体以100千米/时以上的速度冲出肺，和高速公路上疾驰的车辆一样快！

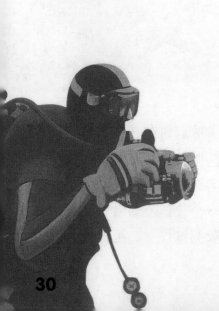

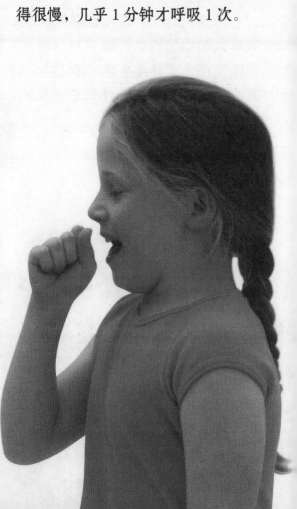

术语表

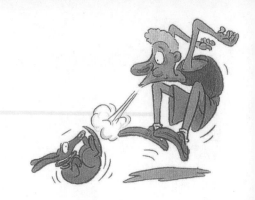

鼻腔：鼻腔是位于头部的中空腔，从鼻孔通向喉咙。

肺泡：肺里的微小气囊。氧穿过肺泡壁进入血液，血液里的二氧化碳穿过肺泡壁进入肺泡。

膈肌：与胸腔底部相连的大块扁平肌肉，主要用来帮助呼吸。

喉咙：气管的顶端，内有能让我们说话或发出其他声音的声带。

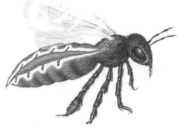

呼吸：氧气与二氧化碳的交换过程，发生在空气和肺之间以及血液和人体细胞之间。

呼吸系统：参与呼吸的各个身体部分，包括鼻子、嘴巴、气管和肺等。

肋间肌：夹在肋骨之间的肌肉，能够扩张或收缩胸腔，控制肺内空气的进出。

黏液：呼吸道内壁产生的一种黏稠液体，可以黏住灰尘，保持肺部清洁。

气管：连接喉咙、支气管和肺的气道。

细支气管：由支气管分支出来的细小气管，越分越细小，最后连接到肺内的微小气囊（肺泡）。

纤毛：呼吸道中清除灰尘和黏液的微小绒毛，以保持肺清洁。

氧气：空气中的一种无色无味气体，几乎所有动物都需要它才能维持生命。

支气管：由气管分支出来通向肺的主要气道。

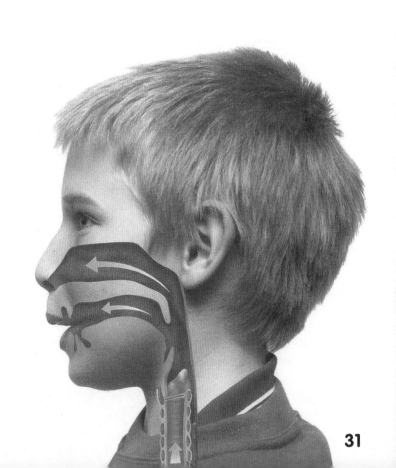

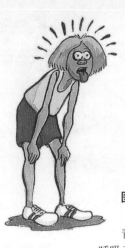

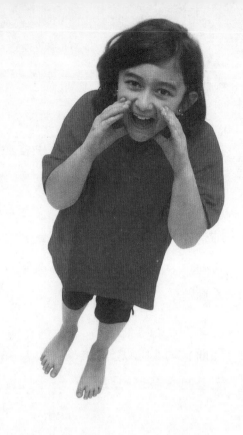

图书在版编目（CIP）数据

青少年身体认知和管理书：身体是如何工作的？.
呼吸系统 ／（英）珍·格林著；刘长江，魏茹萍译. --
北京：海豚出版社，2024.12
　　ISBN 978-7-5110-6846-0

　　Ⅰ . ①青… Ⅱ . ①珍… ②刘… ③魏… Ⅲ . ①人体－
青少年读物 Ⅳ . ①R32-49

中国国家版本馆CIP数据核字(2024)第077519号

版权登记号：01-2021-3241

My Healthy Body Breathing
Copyright © Aladdin Books 2024
Written by Jen Green
Illustrated by Ben Hawkes
An Aladdin Book
Designed and directed by Aladdin Books Ltd.
PO Box 53987London SW15 2SF
England

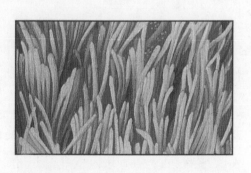

出 版 人：　王　磊

项目策划：　童立方·小行星
责任编辑：　张国良
特约编辑：　王　蓓　李静怡
装帧设计：　李倩倩　方　舟
责任印制：　于浩杰　蔡　丽
法律顾问：　中咨律师事务所　殷斌律师

出　　　版：　海豚出版社
地　　　址：　北京市西城区百万庄大街24号
邮　　　编：　100037
电　　　话：　010-68325006（销售）010-68996147（总编室）
传　　　真：　010-68996147
印　　　刷：　河北彩和坊印刷有限公司
经　　　销：　全国新华书店及各大网络书店
开　　　本：　16开（889mm×1194mm）
印　　　张：　16
字　　　数：　100千
印　　　数：　1-4000
版　　　次：　2024年12月第1版　2024年12月第1次印刷
标准书号：　ISBN 978-7-5110-6846-0
定　　　价：　148.00元（全8册）

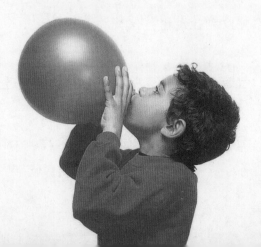

青少年身体认知和管理书
身体是如何工作的？

消化系统

[英] 珍·格林◎著

刘长江　陈　茜◎译

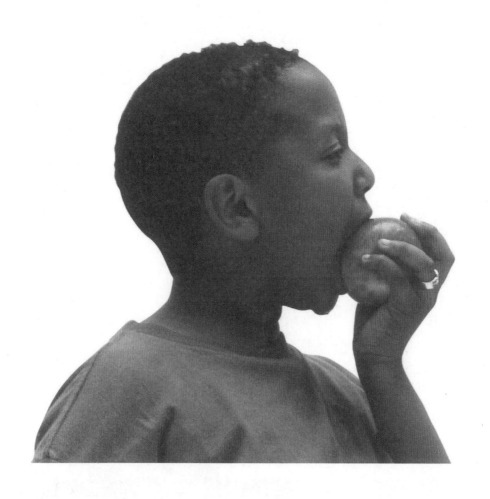

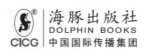

海豚出版社
DOLPHIN BOOKS
中国国际传播集团

目 录

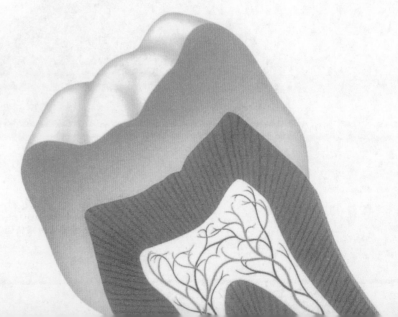

简 介

你知道吗？饮食可以为身体提供能量，帮助身体发育成长和自我调节。这些特殊的消化过程发生在你的消化系统中，将你吃掉的食物变成身体的一部分！当你吞咽的时候，食物就会进入一连串的"管道"，在那里被分解，让身体吸收其中的营养。这本书将帮助你了解消化系统的相关知识，教你如何保持消化系统的良好状态，拥有一个健康的身体。

诊断治疗

在本书的红色方框中，你可以了解到不同的病症，以及这些病症对人体可能造成的影响。

疾病预防

在本书的绿色方框中，你可以了解如何改善你的健康状况，让消化系统保持最佳状态。

工作中的身体

在本书的黄底背景区域，你可以阅读相关说明，了解人体内部的运行方式。

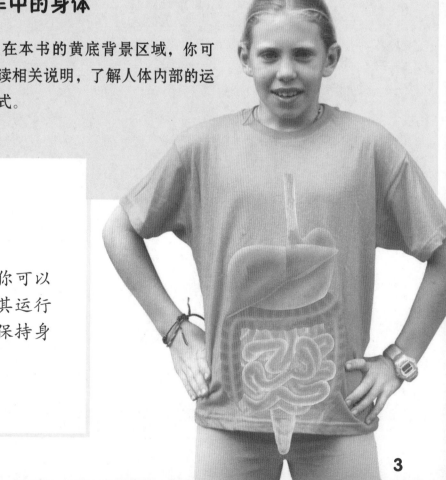

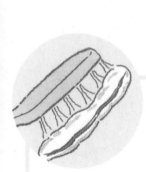

健康·小·贴士

在本书的黄色方框中，你可以深入了解人体的不同部分及其运行方式，还可以在这里学习到保持身体健康的小窍门。

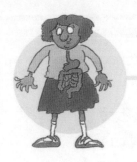

消化系统

我们的生活离不开食物。食物能为身体提供能量，帮助身体发育成长、维持器官运行和自我修复。消化系统要尽量多地吸收食物中的营养。人类的消化系统包括加工食物的胃。有些动物需要4个胃，比如奶牛（见右图），因为它们吃的青草和干草很难消化。

不可思议！消化道竟然有约8米长，相当于你身高的6倍左右。

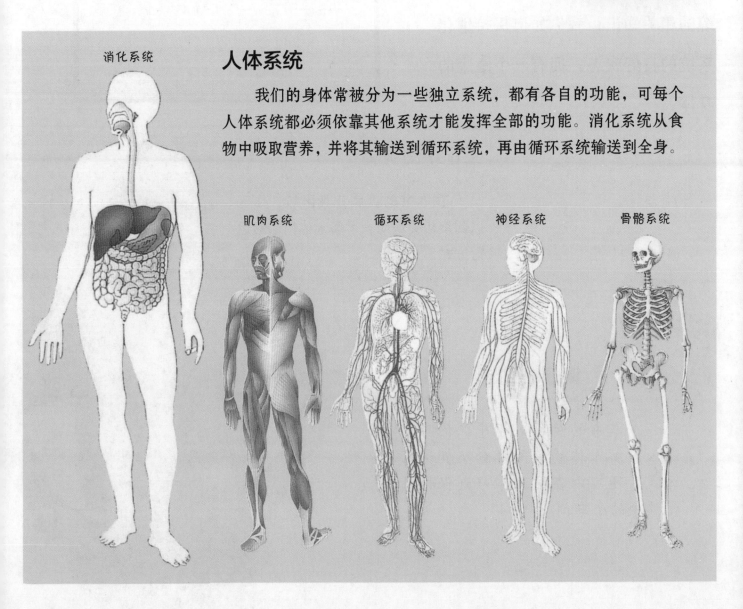

消化系统

人体系统

我们的身体常被分为一些独立系统，都有各自的功能，可每个人体系统都必须依靠其他系统才能发挥全部的功能。消化系统从食物中吸取营养，并将其输送到循环系统，再由循环系统输送到全身。

肌肉系统　　循环系统　　神经系统　　骨骼系统

消化系统的组成

消化系统就像一根长长的管道，折叠在身体里。当你吞咽食物时，食物会通过食道（食管）进入胃中，然后被搅拌混合成糊状。胃会分泌胃酸和其他化学物质，以溶解食物。之后，汤状的食物流进小肠和大肠。在那儿，营养被吸收到血液里。肝脏、胆囊和胰腺也分泌化学物质，助消化过程一臂之力。

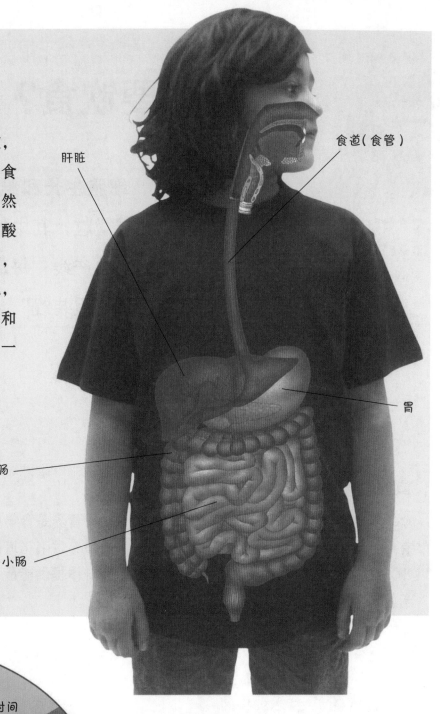

肝脏

食道（食管）

胃

大肠

小肠

咀嚼和吞咽的时间

食物在胃里的时间

食物在小肠里的时间

食物在大肠里的时间

消化的时长

食物"通过"整个消化系统需要花费 24 个小时左右。虽然咀嚼和吞咽只需花费 1 分钟左右，食物却要在胃里停留长达约 4 小时。接着，半消化的食物又在小肠里停留约 4 个小时，在大肠里停留长达约 16 个小时。在此期间，几乎所有的营养都会被身体吸收，剩下的废物通过大小便排出体外。

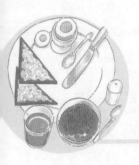

为什么要饮食?

吃饱喝足, 开始美好的一天吧! 丰富的早餐能为你提供所需的营养, 让你精神抖擞地开启新的一天。

身体发育、细胞生长和维持都需要饮食。你吃掉的食物必须先分解成微粒, 其中的营养才能被身体吸收。消化系统好似工厂的生产线, 每部分执行一道工序。不过, 消化系统不是一条"组装线", 而是一条分解食物的"破坏线"。

食物中的营养

良好饮食是保持身体健康的关键因素之一。营养是食物中对人体有用的成分。消化系统会将营养成分分解成能够穿过消化道内壁的大小, 进入血液, 然后再被血液输送到全身, 为身体提供能量, 或者成为身体的一部分!

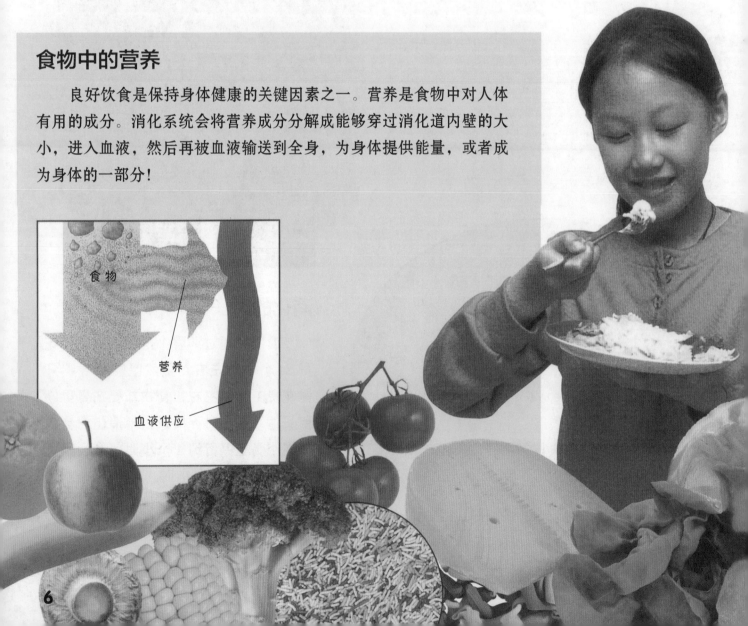

食物

营养

血液供应

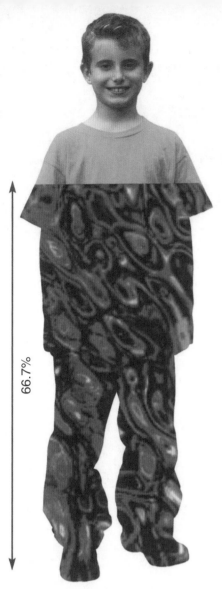

水做的身体

人体的三分之二左右是水，信不信由你！如果你想保持良好的健康状态，身体里的水含量就必须维持在这个水平。每天，我们会在流汗、呼吸和大小便的过程中失去2升左右的水，但通过饮食，你又补足了水量。

66.7%

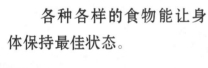

各种各样的食物能让身体保持最佳状态。

规律饮食

从早到晚，身体需要有规律地补充营养，最好是每隔一段时间适量进食，不要白天吃一点点，晚上却大吃一顿。如果能在饭中和饭后让身体休息一段时间，食物会更容易被消化。

水的世界

喝水是给身体补水的最佳方式。身体所有的细胞都由水构成，如果没有水，细胞就会脱水，无法正常运作以保持身体健康。

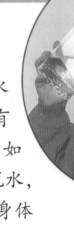

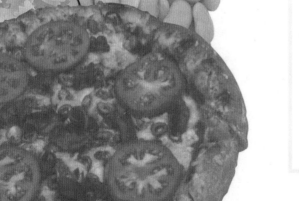

口渴难耐

天气炎热或锻炼时，出汗会使身体失去大量的水分。这时候，尤其需要多喝水。感到口渴，其实是身体在以这种方式告诉你，它需要更多的水分。

7

为什么会感到饥饿？

就像汽车需要汽油才能行驶一样，食物是让身体运行的"燃料"。

食物为身体提供必要的营养，为身体里时刻进行的数百种不同的化学反应提供能量。当"燃料"不足时，你就会感到饥饿，身体用这种方式告诉你，它需要更多的食物。

提供能量

身体会将食物转化成能量，以保持活力与健康。下图显示了休息时身体各部分所消耗的能量占比。而身体在活动或移动时能量占比会发生变化，因为这时肌肉和心脏等器官会消耗更多的能量。

脑、肝脏和肌肉是能量饥渴型器官，当身体休息时，它们各自会消耗你所需能量的五分之一。心脏、肾脏、脂肪和其他组织则会消耗掉剩余的能量。

体 温

无论是什么样的天气，人类和其他恒温动物都会消耗大量能量来维持特定的体温。人的体温保持在37℃左右。如果你发烧了，体温会上升。

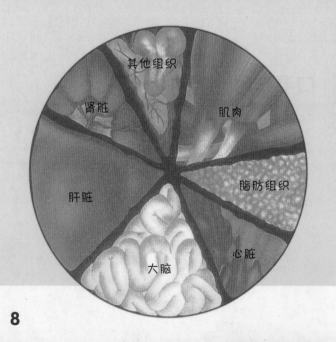

其他组织
肾脏
肌肉
脂肪组织
肝脏
心脏
大脑

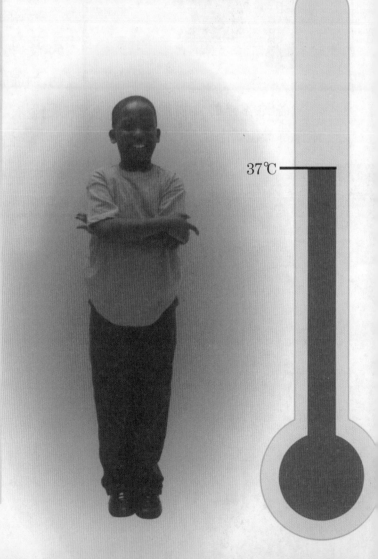

37℃

食物短缺

　　人体需要营养来保持活力与健康。世界上一些贫穷地区，还有许多人都营养不良（吃不饱或吃不好）。如果身体营养不良，就难以抵抗感染。目前，世界上还有超过8亿人受饥饿影响（截止2021年）。与此同时，世界上另一些地区却有人超出需求地过度饮食，导致肥胖人群数量持续攀升。

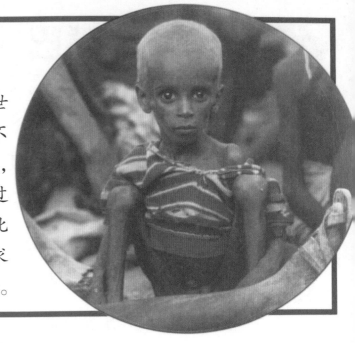

促进成长

　　人在成长的过程中，身体会利用食物中的营养和原料生成新的身体组织，包括骨骼和肌肉。成年之后，身体依然需要这些原料来替换损坏的细胞，修复身体损伤。不过，如果你吃的食物多于身体的需求，多余的食物就会转化为脂肪储存起来。

卡路里

　　食物所含的能量以卡路里作为计量单位。身体消耗能量的多少，取决于你是在活动还是在休息。当你睡着的时候，身体每分钟大约消耗约1卡路里，用来维持心脏跳动、肺部呼吸以及脑的运转。走路时，身体每分钟消耗约5卡路里。慢跑时，身体每分钟消耗约10卡路里。更加剧烈的运动会使身体每分钟消耗约20卡路里。

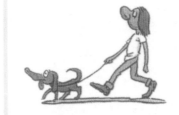

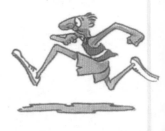

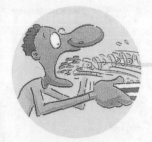

张大嘴巴

咀嚼可以磨碎食物，使其进入消化过程的下一阶段。咀嚼也让你享受食物的美味。

口腔是食物在消化系统中开启漫长旅程的起点。口腔里有多种专门的"工具"，包括嘴唇、牙齿、舌头和唾液，为食物的消化做好准备工作。它们共同协作，将大块的、干脆的食物转换成柔软的、湿润的小碎块，让食物更容易通过咽喉。舌头上覆盖着的味蕾能让你品味食物，也能提醒你食物是否腐坏。

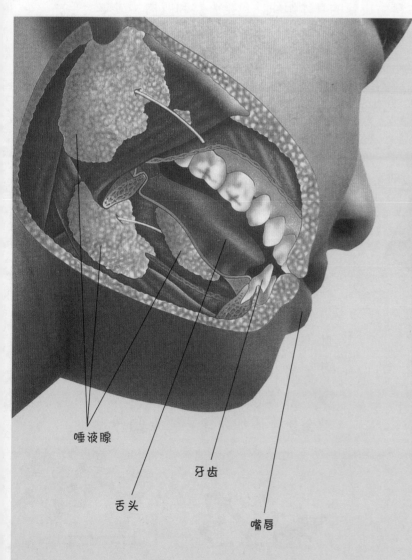

唾液腺

舌头

牙齿

嘴唇

食品"加工厂"

口腔里的每个部分都在消化过程的前期扮演着重要角色。嘴唇张开让食物进入嘴里，然后闭合防止食物外漏；牙齿可以咬下一大块食物，再将它们切碎成小块。

舌头不仅可以将食物推向牙齿，而且舌头上覆盖的灵敏味蕾，能够分辨出咸、甜、酸、苦等味道。

三对腺体可以分泌唾液，将食物弄湿，以便吞咽。唾液中含有叫做淀粉酶的化学物质，能帮助分解食物。

准备开吃啦!

闻到了食物的气味,甚至只是想到了爱吃的食物都能让唾液腺分泌唾液。这说明,嘴巴已经准备好吃东西啦。奇怪的是,你不喜欢的食物气味,并不会对你产生同样的影响。

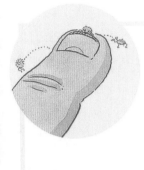

小心病菌

食品卫生(清洁)非常重要,因为病菌进入消化系统,会让你生病。所以在接触食物之前,一定要记得洗手,洗掉病菌。苍蝇之类的昆虫会携带病菌,空气中也有病菌,如果把食物放在冰箱或食物橱外,要盖好,以免沾上病菌。

食品与健康

餐馆、咖啡馆和其他公共食品零售店尤其要注意保持环境清洁。政府会制定卫生标准和食品加工规定,卫生检查员也会经常到食品零售店巡视,检查食品是否符合标准。他们会检查厨房区域的卫生状况以及食物储存和售卖时的温度(见下图)。

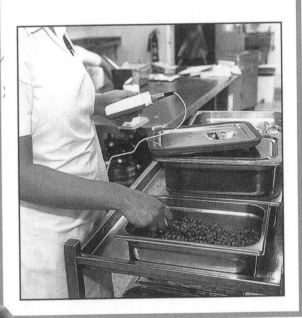

咬一口

连接下巴的肌肉是你身体中最强有力的肌肉,它们能帮你咬碎坚硬生脆的食物,例如苹果。下巴与颅骨像铰链一样连接,所以你能够张大嘴咬一大口。

咬一口

在消化过程的第一阶段，牙齿是切碎食物的主要工具。你有各种不同的牙齿，用来切割、撕扯、压磨吃进嘴里的不同食物。牙齿有类似骨头的坚固构造，足以咬碎坚硬的食物，比如生胡萝卜。

一生当中，你会拥有两副牙齿，是不是感到很自豪？第一副牙齿是宝宝时期的乳牙，有 20 颗。之后乳牙逐渐被另一副牙齿——恒牙所替换。恒牙有 32 颗。

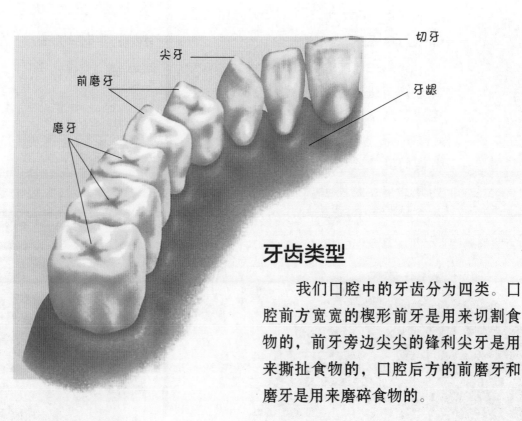

尖牙
前磨牙
磨牙
切牙
牙龈

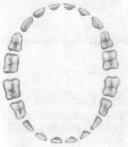

乳牙

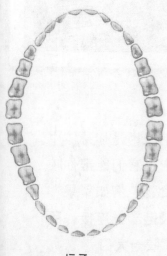

恒牙

牙齿类型

我们口腔中的牙齿分为四类。口腔前方宽宽的楔形前牙是用来切割食物的，前牙旁边尖尖的锋利尖牙是用来撕扯食物的，口腔后方的前磨牙和磨牙是用来磨碎食物的。

牙齿保健

想要牙齿伴随你一生，就要好好保护它。刷牙或用牙线剔牙能够去除食物残渣和细菌。含有氟化物的牙膏，能使你的牙齿更加坚固，预防蛀牙。少摄入含糖的食物和饮料也能保护你的牙齿，因为糖和细菌会在你的口腔里发生反应，产生一种酸，导致蛀牙。

陪伴一生的牙齿

乳牙在你出生之前就开始形成了。在 6-12 岁期间，这些牙齿会逐渐脱落，被恒牙取代。不过，许多成年人并没有长出全部的牙齿，因为他们后磨牙中的智齿一直没有从牙龈里长出来。

结实的牙根

你的牙齿上长着结实的牙根，由牙骨质所覆盖，固定在颌中。前牙只有一个牙根，但后牙有两个甚至三个牙根。

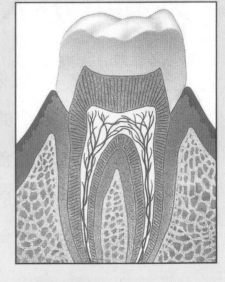

牙冠

牙齿的最外层为牙冠，由坚硬的白色牙釉质组成。这是你身体中最坚硬的组织，甚至比骨头还坚硬。

牙本质

牙冠下面是骨质的牙本质，这层较软，可以吸收撞击和冲击的力量。

牙髓腔

牙本质下面是柔软的牙髓腔，内有血管，为牙齿输送营养。如果牙齿被腐蚀，牙髓腔中的神经末梢会受到刺激，引起牙痛。

牙根

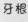

进入食道

当你把嘴里的食物彻底嚼碎以后，它就可以进入消化系统的下一个部分了。吞咽的时候，食物会向下进入喉咙里的食道（食管）。喉咙里还有一个呼吸管，将吸入的气体输送到肺部。幸运的是，身体中有一个内置的机制可以确保食物和空气各自进入正确的通道。

吞 咽

食管是一根有弹性的通道，大约 25 厘米长，2.5 厘米宽。当你准备吞咽时，舌头就会将食物压向口腔顶部，挤成一个软团，然后将它推进咽喉上部。这时一个叫做会厌的活瓣会翻下盖住气管，防止食物进错通道。

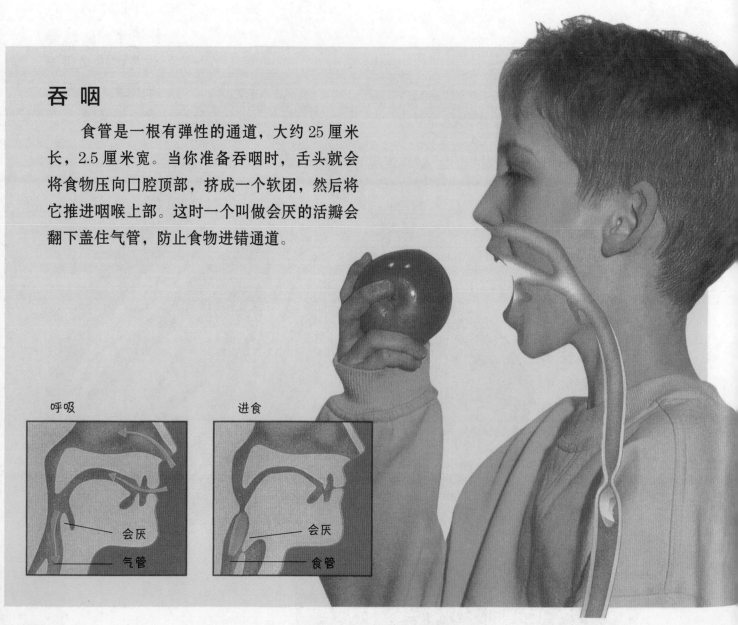

呼吸

会厌

气管

进食

会厌

食管

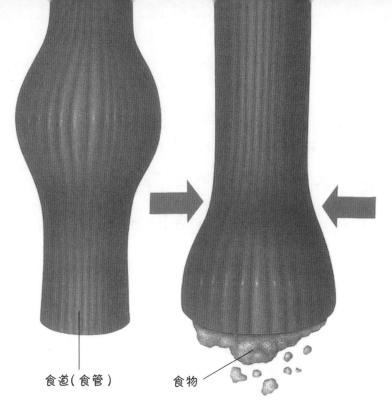

蠕 动

吃东西的时候，食管的肌肉壁会在食物前方（下方）松弛开，打开通道，在食物后方收缩挤压，这个过程称做蠕动。蠕动可以将食物向前推动。蠕动不仅发生在食道中，在身体的许多其他部分也会发生。例如，食物在肠道中，也依靠肌肉壁同样的收缩向前推动。

食道（食管） 食物

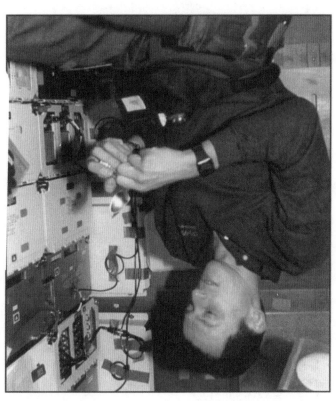

头朝下也可以

食道里的食物是靠肌肉动作推动的，不是靠重力，所以就算你倒立也能吃东西甚至喝水。不过，如果你尝试的话，很有可能会被噎住。食道蠕动的功能使飞船中的宇航员可以在无重力的情况下进食。

噎 食

将食物彻底嚼碎，能使吞咽更容易。咀嚼过的食物表面积更大，消化系统能更高效地将其分解。如果食物进入气管里把你噎住，通常要通过咳嗽把阻塞物咳出来。被食物完全卡住气管的情况极为少见，但如果发生，可以找一个成年人，用海姆立克急救法帮忙重新呼吸。（海姆立克急救法：在膈肌下方抱住并猛然挤压，这样就能产生气流来排出阻塞物。）

进入胃中

胃是食物在分解旅程中的首个重要站点。胃的形状像一个拳击手套，也像一个具有弹性的袋子。吃喝的时候，胃会变大以装下你的饮食，同时胃壁挤压和搅拌食物，将食物变成糊状。胃的内壁还会释放出胃酸和其他消化液，用来杀死细菌，帮助食物分解。

当你饥饿时，胃就会咕噜咕噜地响，因为它在搅动气体和消化液，准备处理你的下一顿饭呢。

食物过敏

本来无害的食物却引起了身体的非正常反应，这是发生了过敏反应。食物过敏可能导致胃痛和皮肤瘙痒。许多种类的食物都可能引起过敏，坚果、奶制品和小麦是最常见的过敏原。有些人会对食品中的化学添加剂过敏。添加剂常常用于食品加工，目的是为了延长保质期或为食品增色增味。

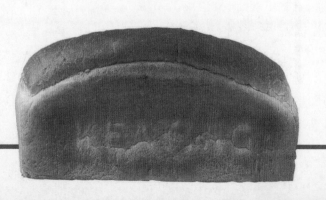

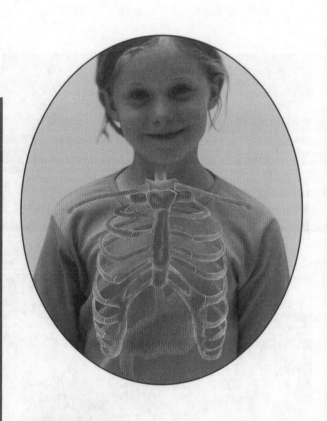

胃在哪里？

胃位于胸腔下方，是消化系统中最宽的器官，容量有 1.5 公升。虽然你的胃中有强酸，可它并不会自我溶解，因为它有强大的细胞保护层，每隔几天就会更新一次。

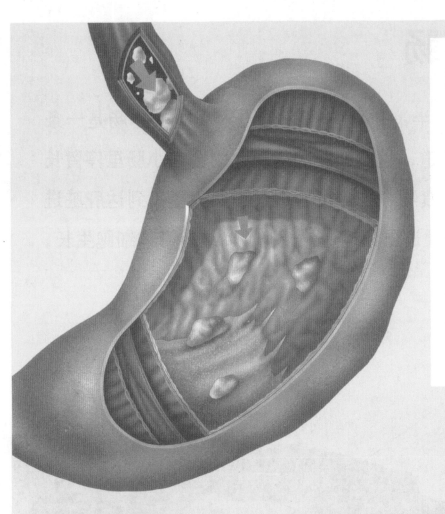

排 气

　　每个人在饮食过程中都会吞进少量的空气，当胃的一些肌肉放松时，气体就会返回气管，通过打嗝排出。消化过程也会产生气体，如甲烷，甲烷会在放屁时排出。

一步步分解

　　胃的运作像食物混合器和搅拌机。食物进入胃部，会被肌肉壁挤压成糊状物，一些单糖会直接通过胃壁进入到血管中。同时，一种叫做酶的强效化学物质会帮助消化剩下的食物。大约 1 小时后，糊状物就会被分解成一种乳汤，称做食糜（见图 1）。4 小时后，半消化的食物就准备好进入小肠（见图 2），此刻，控制胃出口的环形肌（幽门肌）开始放松，并有规律的间隔开放，让半消化的食物进入小肠（见图 3）。

幽门肌

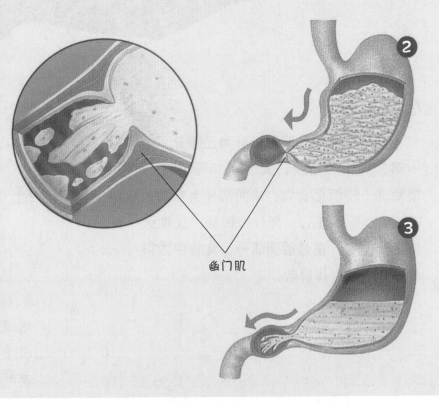

1

2

3

17

进入小肠

流体状的半消化食物离开胃进入小肠。小肠是一条又细又长的管道，盘曲在腹腔内。食物会在小肠里停留长达 4 个小时，食物中的养分会透过小肠内壁，到达肝脏进行加工。营养通过血液运送到全身，以维持身体细胞生长，或转化成能量。

小肠只有几厘米宽，却有大约 6 米长，超过消化道整体长度的一半。

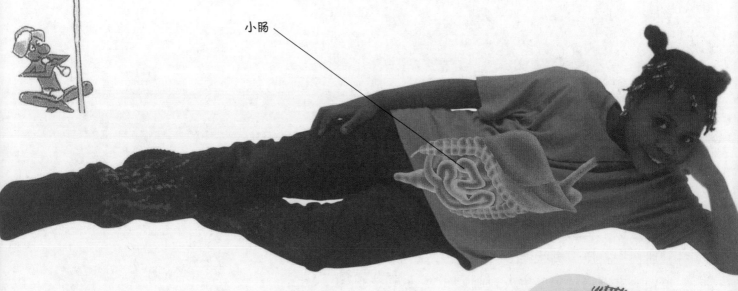

小肠

小肠各部分

又细又长的小肠可以分为三部分。第一部分为十二指肠，大约有 25 厘米长，帮助进一步消化食物；中间部分为空肠，有 2.5 米长；最后一部分为回肠，长度大约 3 米左右。在最后两部分，食物中的很多营养会被身体吸收。

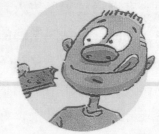

纤 维

纤维是食物中不可消化的部分，占食物的大部分。当食物通过消化系统时，纤维能帮消化道抓住食物，还能软化排泄物。食用足量膳食纤维，比如叶菜、水果和全麦面包，有利于维持消化系统的健康。

能量来源

　　吃掉的食物会帮助身体成长，并维持许多重要的生理过程。食物中的单糖，比如葡萄糖在细胞中和氧结合产生能量。这些能量用于身体血液循环，让脑活跃，维持体温，并在运动时驱动肌肉。

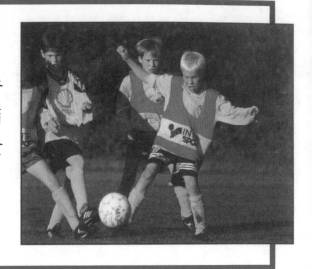

吸收营养

　　小肠的内膜上布满了成千上万个微小的指状突起，叫做小肠绒毛。这些小肠绒毛内布满了血管网，以吸收食物中的营养。小肠绒毛上的皱褶能数百倍增加小肠表面积，以尽量多地吸收营养。这些营养被运送到肝，由肝处理。有些则作为细胞生长和修复的材料，其他营养被转化为能量。有了能量，身体就能活动，体温就能保持正常了。

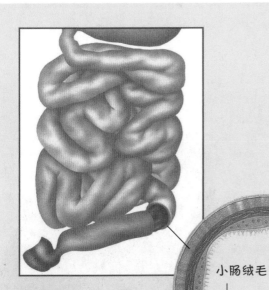

小肠绒毛

肌肉层

肌肉层

　　小肠包含两层肌肉（见右图）。这条细长的管道在腹腔里要折叠好多次（见上图）。

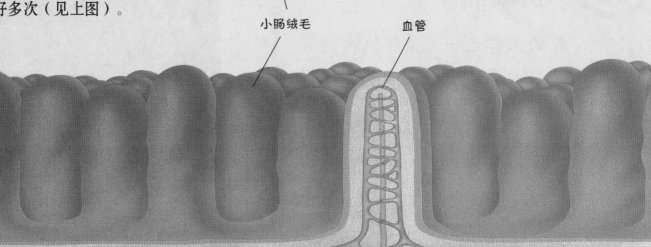

小肠绒毛　　　　　血管

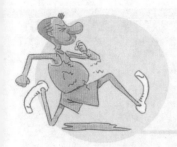

肝、胰和胆囊

肝、胰和胆囊并不是消化道的一部分，可它们至关重要，因为小肠吸收的营养由它们过滤、存储、处理。肝和胰还有其他重要功能，肝过滤血液、清除废物，胰控制血糖水平。

肝储存营养物质，包括糖。这些糖存储在你的身体内，以备身体之需，比如当你赛跑时。

肝、胰和胆囊的位置

肝位于上腹部的右侧，藏在最下面肋骨里侧，一部分在胃的前面。肋骨保护着肝。肝分为两个部分，分别为左肝叶和右肝叶。胆囊隐藏在肝下方，细长的胰在胆囊的后方。导管将它们分泌的消化液送入小肠。

酒精的危害

肝的工作之一是分解体内的有害物质，如酒精。过量饮酒会损伤肝，使它无法正常分解废物。发生这种情况，毒素就会在身体中堆积。酒精还会损伤身体的其他部分，包括心脏和脑。

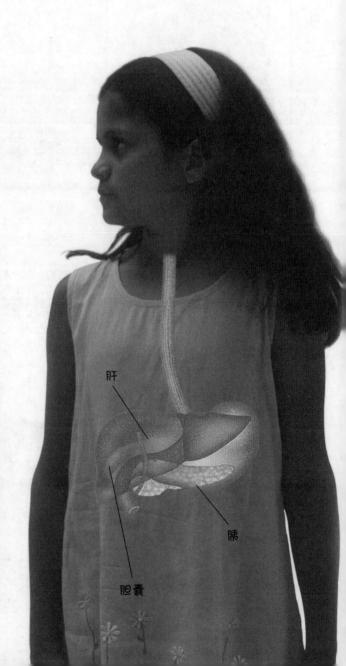

肝

胰

胆囊

肝和胆囊

　　肝为身体做了很多重要工作。它从小肠接收营养丰富的血液，并过滤去除掉其中的废物。它还可以储存多余的葡萄糖（糖）和淀粉，以备身体激烈运动时所需。肝还储存着身体所需的其他营养，比如身体需要的铁，并分解衰老的血细胞，回收其中的有用成分。从血液中分离出来的化学物质中有一种胆红素，它会形成一种淡黄色液体，称为胆汁，储存在胆囊中。当我们需要消化更多食物时，胆汁就会被释放到小肠中，在那里帮助消化脂肪类食物。

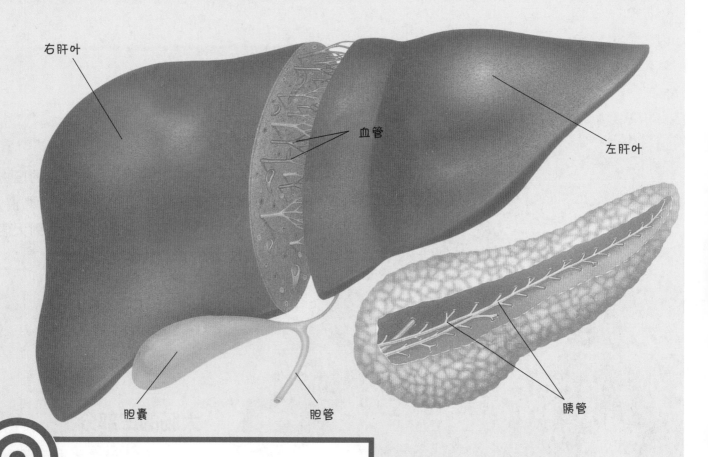

右肝叶

血管

左肝叶

胆囊

胆管

胰管

糖尿病

　　当胰不能产生足够的胰岛素，或身体不能有效使用胰岛素时，就会患糖尿病。糖尿病患者必须监测自己摄入的糖量。有些人可以通过药物治疗帮助身体更有效地使用胰岛素，另一些人则需要每天注射胰岛素。

胰

　　胰分泌消化液，帮助分解食物中的蛋白质。胰还会分泌胰岛素，这种激素可以帮助身体细胞使用和储存食物中的葡萄糖（糖），为身体提供能量。

大 肠

大肠是一根由肌肉构成的管道，从小肠接收消化过的食物，并继续消化，吸收食物中剩余的营养和水。在这个过程中，未被消化的食物会变成固体，这种固体废物被称为粪便，储存在大肠中，大便时被排出体外。

大肠吸收铁和钙等矿物质，以保持身体健康。牛奶和丰富的食物可以提供你所需要的各种矿物质。

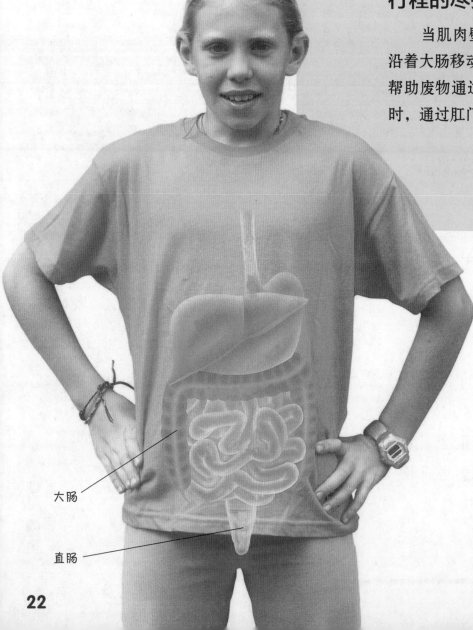

大肠

直肠

行程的尽头

当肌肉壁规律性收缩时，未被消化的废物沿着大肠移动。大肠内壁会产生一种光滑黏液，帮助废物通过。粪便储存在直肠中，直到大便时，通过肛门的环形肌从体内排出。

大肠的三部分

人的大肠主要由三部分组成：盲肠、结肠和直肠。盲肠是一个囊袋，连结着小肠和大肠，这里还伸出一个指状器官，叫做阑尾；结肠构成了大肠最长的部分；最后一部分是直肠，也是一个囊袋，存储着废物。

消化系统疾病

消化系统中生活着多种细菌，帮助你加工食物。消化系统疾病一般是由病毒感染或变质食物中的有害细菌引起的。有时候，线虫、绦虫等寄生虫也会进入消化系统，绦虫（见右图）在热带地区很常见。这些寄生虫在大肠中生长并吸收你身体所需的养分。上完厕所之后洗手，准备食物之前洗手，都有助于预防此类疾病。

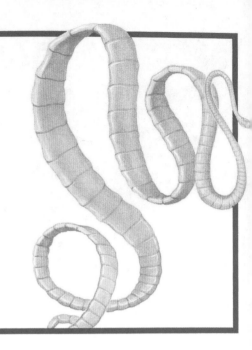

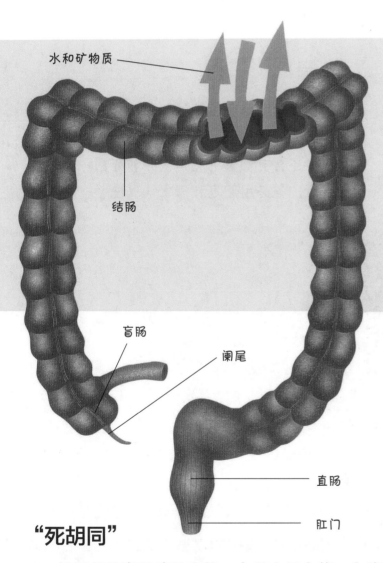

水和矿物质

结肠

盲肠

阑尾

直肠

肛门

大 肠

大肠包围着小肠，就像相框围着照片一样。大肠比小肠粗，直径约有 5 厘米，不过长度比小肠短，只有约 1.5 米。

"死胡同"

阑尾是从盲肠处伸出的一个微小闭合管，在消化过程中似乎不起任何作用，可如果它被废物阻塞，就有可能发炎和感染，引发阑尾炎。大多数情况下，阑尾炎需通过外科手术将阑尾切除来治疗。

抗生素

抗生素是一类药物，用以治疗由有害细菌引发的感染。不过，抗生素也会杀死体内的益生菌，可能导致胃痛或腹泻等消化系统紊乱。食用富含益生菌的食物，如酸奶或奶酪，可以缓解这个问题。

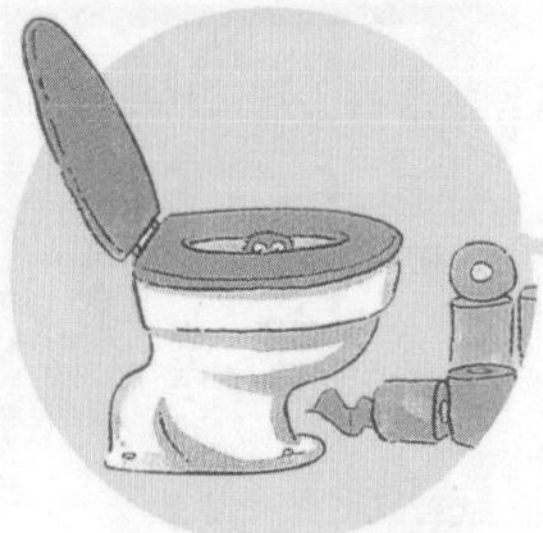

身体的废弃物

木材燃烧，一些物质以气体和烟尘的形式进入大气中，留下一堆灰烬。同样，当消化系统吸收了身体所需的营养后，也会留下一堆废物。消化系统产生的固态废物作为粪便排出体外；肾脏过滤血液，分离出一些多余的水分和杂质，并以尿液的形成排出体外。

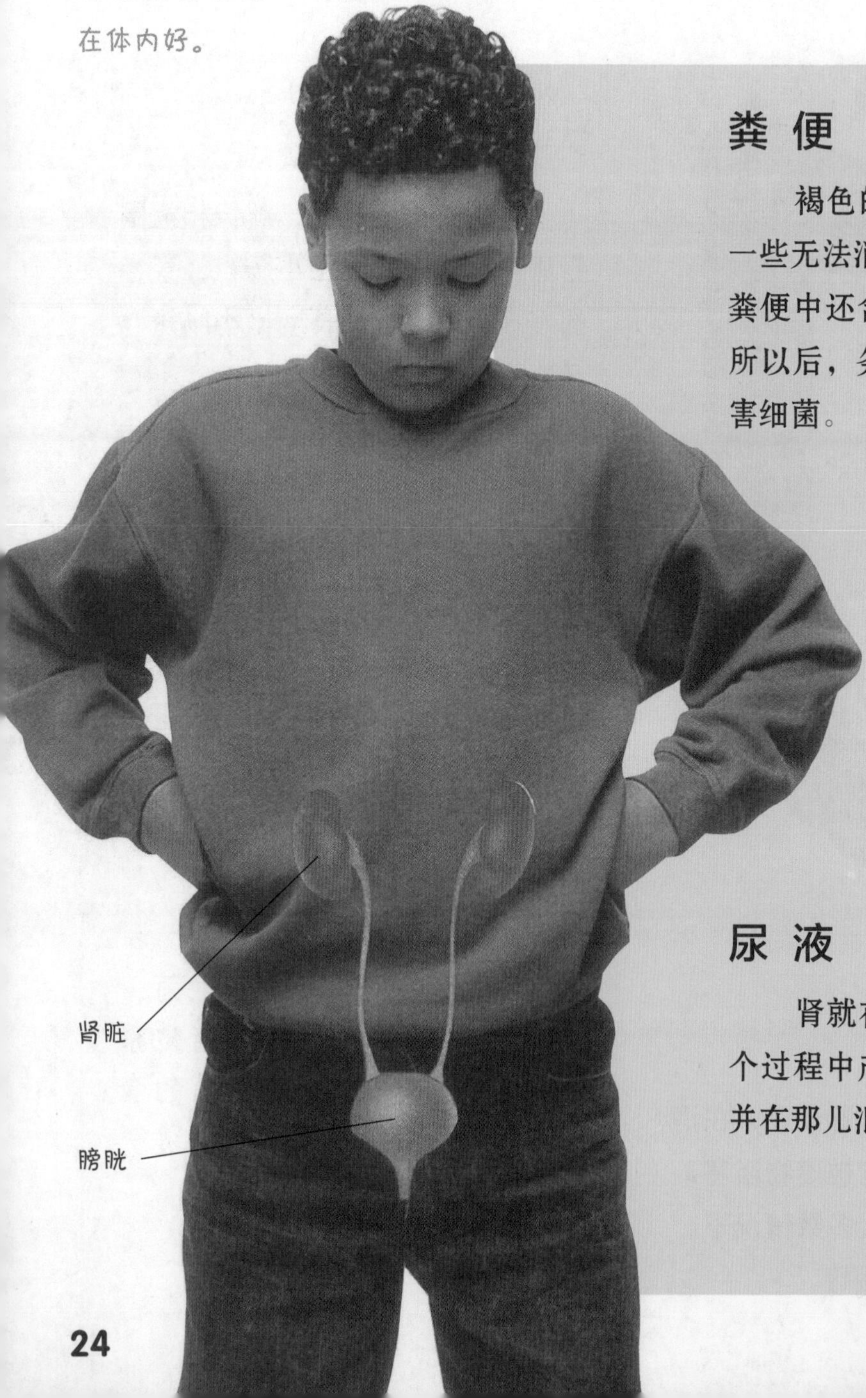

粪便

褐色的粪便是消化过程的残余物，主要是一些无法消化的食物残渣、膳食纤维和少量水。粪便中还含有微量的肠道内膜和死菌。上完厕所以后，务必用肥皂和清水认真洗手，清除有害细菌。

肾脏

膀胱

尿液

肾就在肝后面。肾会过滤和清洁血液，这个过程中产生的废物——尿液向下滴流到膀胱并在那儿汇聚，最后通过尿道离开身体。

露天的下水管

　　世界上很多国家拥有完善的污水处理系统，可以排走和处理社会活动产生的废物，防止疾病传播。不过，在一些贫穷国家，露天的下水道很容易污染饮用水，传播霍乱和痢疾等消化系统疾病。

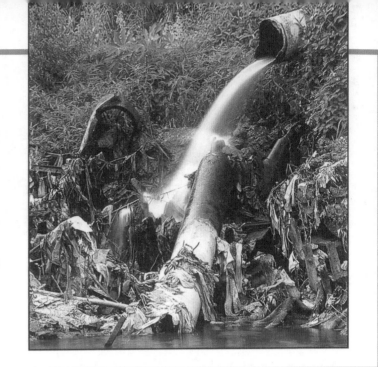

拉肚子

　　腹泻，也被称为"拉肚子"，是指排出半液体状粪便。腹泻可能是因为感染或吃了受污染的食物引起的，也有可能只是因为心情焦虑或兴奋。幸运的是，我们很少会吃到受污染的食物，身体内的嗅觉和味觉防御机制会警告我们食物变质了。与腹泻正相反，粪便有时会变得很硬，排出体内时很痛苦，这就是便秘。有些人每天排空肠道2~3次，而有些人每隔1天才排便1次。

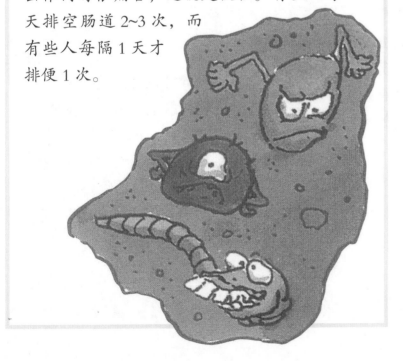

食疗

　　许多人认为，食用特定食物可以去除或预防消化问题。有人认为香蕉有助于治疗腹泻。含有大量纤维的食物，如含有麸皮的早餐谷物（见下图），可以软化粪便，缓解便秘。

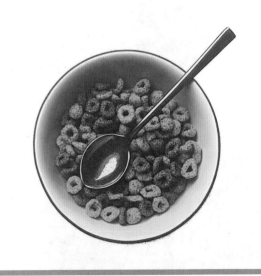

合理饮食

一份健康饮食包含 3 种主要营养物质：碳水化合物、蛋白质和脂肪。这些物质能给身体提供能量，帮助身体生长，修复身体细胞及组织。身体也需要少量的天然物质，如矿物质和维生素。一份均衡食谱应该给身体提供需要的全部营养。

碳水化合物

含淀粉或含糖的食物，比如米饭、意面、面包、土豆、谷物和水果等都富含碳水化合物。这些食物在消化道内被分解成糖，为我们提供能量。

脂 肪

脂肪为身体提供能量，帮助身体成长。奶制品、坚果、植物油、肉类都是富含脂肪的食物。

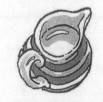

蛋白质

蛋白质用于建造身体基础结构（包括骨头和肌肉等）。肉类、蛋、奶制品、豆类和坚果等都是富含蛋白质的食物。

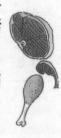

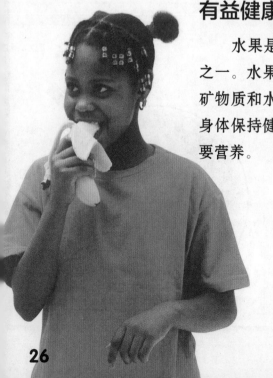

有益健康的水果

水果是健康的食物之一。水果含有糖分、矿物质和水，这些都是身体保持健康所需的重要营养。

营养金字塔

身体要保持健康，就需要摄入不同种类的营养，良好的营养比例呈现金字塔形状，如右图所示。在金字塔底层，平衡膳食的主要构成为碳水化合物、水果和蔬菜。身体所需要的动物蛋白质相对要少一些，需要的脂肪更少一些，所以脂肪处于金字塔的顶端。

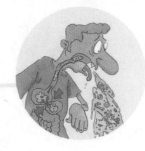

健康、均衡饮食

同类食物吃太多，尤其是甜食，会让你不舒服。即使是健康的水果和蔬菜，也应该尽量多样化。这样，身体才能获得更多需要的维生素和矿物质。

垃圾食品

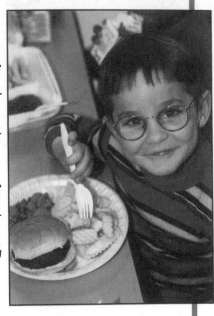

吃少量垃圾食品，比如汉堡和薯条，可能并不会对身体产生影响。可如果你经常吃很多这些高脂肪食物，就不利于身体健康了。高脂肪饮食会使血压升高、体重增加，并可能引起心脏疾病或其他疾病。

纤 维

水果、蔬菜、全麦面包、谷类、大豆和扁豆都含纤维。吃足够富含纤维的食物，可以维持消化系统的良好运行。

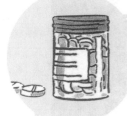

维生素

身体需要微量的维生素。维生素是可以维持身体健康的天然物质。柑橘类水果和西红柿中富含维生素C，甚至土豆中也有维生素！一份营养均衡的餐食能给大多数人提供身体所需的全部维生素。

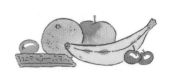

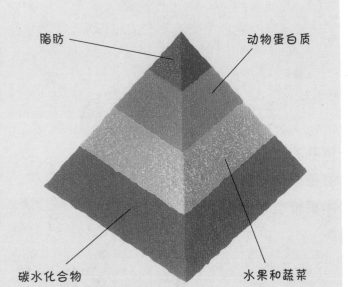

脂肪

动物蛋白质

碳水化合物

水果和蔬菜

细嚼慢咽

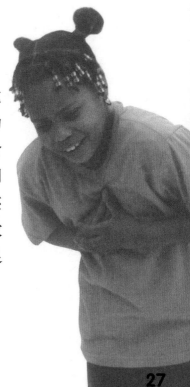

坐下来慢慢吃，吃饱之后休息一会儿，有助于消化系统更好地处理食物。边走边吃或饭后立刻运动，都可能引发肠胃痉挛或消化不良。所以请放松下来，让你的身体有足够的时间进行消化。

保持健康

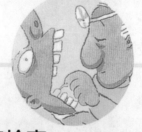

"人如其食"是一句老谚语，却是一条真理！保持身体健康至关重要，所以我们要注意饮食。

消化系统构造非常精妙，消化食物，吸收营养，为身体提供能量，不过，我们还能做许多事，让消化系统更加有效地运行。注意饮食、保持健康，能让消化系统在最佳状态运行，使生活充实有活力。

保持活力

有规律的运动会消耗食物产生的能量，否则能量就会储存为脂肪。任何一种能使你心跳加速、肺活量增加的运动都消耗能量，帮助你保持好状态。

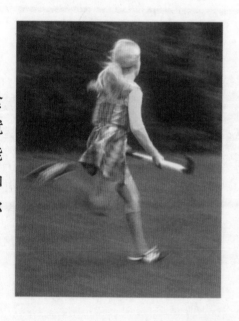

为生命而食

食用多种多样的食物和大量饮水都能让消化系统和整个身体保持最佳状态。富含纤维的水果和蔬菜特别有利于消化。如果在两餐之间感到饥饿，吃点儿水果或谷物零食吧，别吃薯条和糖果了。

牙齿检查

蛀牙和牙龈病是世界上最普遍的疾病！经常去看牙医，能防止这些疾病进一步恶化。

解渴饮料

不断给身体补充水分非常重要。身体中的每个细胞都需要水，很多人体系统也需要水才能有效运行。

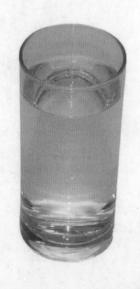

最佳状态

均衡饮食会让身体保持最佳状态。研究人员发现，饮食中的有些营养会影响脑。他们认为，肉类等蛋白质让人更机警，而意面等碳水化合物有利于放松。

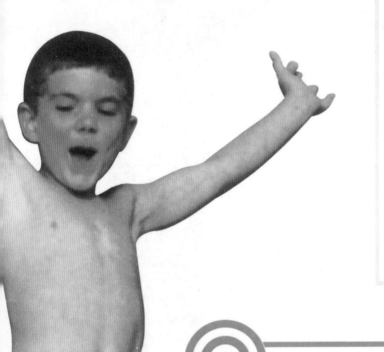

体　重

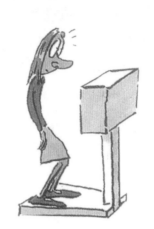

如果你想保持健康，维持正常体重就十分重要。太过瘦弱，免疫功能就会变差，抵抗感染的能力会变弱。过度节食会使你精力不济，可能难以维持重要的生理过程。而过量进食会增加你身体中的脂肪含量，加大心脏的负担，使血压升高。尽量合理均衡地饮食吧！

独一无二

人类的身材和体型各不相同，这是自然现象。为了维持体重和身体健康，有些人需要比别人吃得多一些。所以，你比朋友高一些或矮一些，健壮些或柔弱些，都不用担心，很可能这就是最适合你的体型。

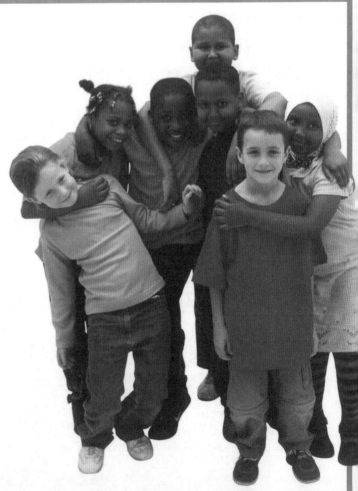

神奇的身体

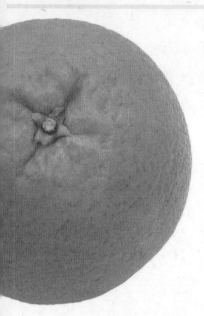

身体需要 15~20 种不同的维生素，才能保持健康、抵御疾病。坏血病就是由于缺乏维生素 C 引起的。这种疾病以前在水手身上比较常见，因为他们经常出海数月，吃不上新鲜的水果或蔬菜。

人每天需要补充 2 公升以上的水，才能保持身体的含水量。这其中，三分之二来自水和饮料，余下大部分来源于食物。

你吃的食物需要经过 25 厘米长的食道，才能到达消化系统的首站——胃部。之后，食物还有 7.5 米的行程。

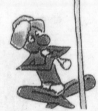
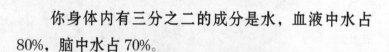

你身体内有三分之二的成分是水，血液中水占 80%，脑中水占 70%。

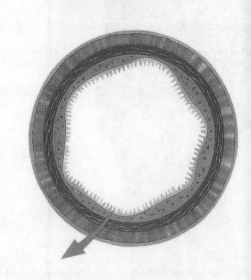

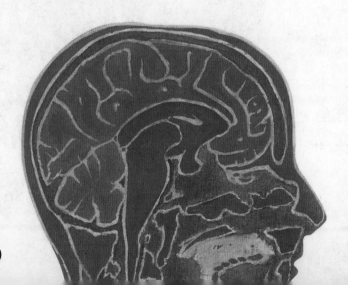

小肠里面的小肠绒毛只有 1 毫米长，可吸收营养的总表面积却是你全身皮肤总面积的 20 倍。

术语表

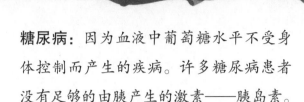

胆汁：一种由肝脏分泌的黄色液体，有助于消化系统分解脂肪。

激素：一种充当化学信使的身体物质，命令细胞和器官以某种特定方式运行。

卡路里：测量食物中能量的单位。

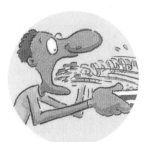

酶：身体里发生某种化学反应所需的一种物质。消化酶可分解食物颗粒，促进消化过程。

能量：一种使事物运转的能力。机器从燃料中获取能量，人类和其他动物从食物中获取能量。

器官：具有独特功能的身体部位，比如心脏和大脑。

气管：将空气送往肺部的通道。

蠕动：一种由消化道肌肉壁运动产生的波浪形运动，能将食物向前推动。

食道：将食物和液体运送到胃部的通道。

糖尿病：因为血液中葡萄糖水平不受身体控制而产生的疾病。许多糖尿病患者没有足够的由胰产生的激素——胰岛素。

小肠绒毛：一种指状的微小突出，形成了小肠的褶皱内膜，从食物中吸收营养。

消化：分解食物、吸收营养并将营养变为身体一部分的过程。

营养不良：没有摄入足够多的营养素所导致的一种健康状况。

营养素：食物中的营养或有用成分。

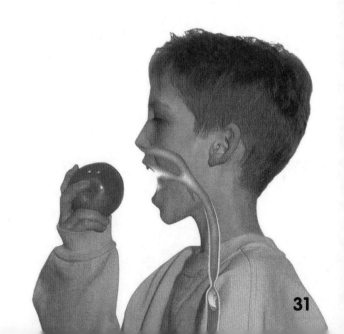

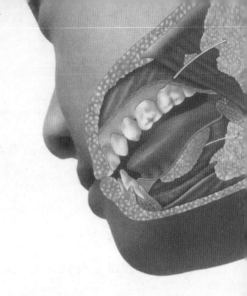

图书在版编目（CIP）数据

青少年身体认知和管理书：身体是如何工作的？.
消化系统 / （英）珍·格林著；刘长江，陈茜译. -- 北
京：海豚出版社，2024.12
ISBN 978-7-5110-6846-0

Ⅰ．①青… Ⅱ．①珍… ②刘… ③陈… Ⅲ．①人体—
青少年读物 Ⅳ．①R32-49

中国国家版本馆CIP数据核字(2024)第077936号

版权登记号：01-2021-3241

My Healthy Body Digestion
Copyright © Aladdin Books 2024
Written by Jen Green
Illustrated by Ben Hawkes
An Aladdin Book
Designed and directed by Aladdin Books Ltd.
PO Box 53987London SW15 2SF
England

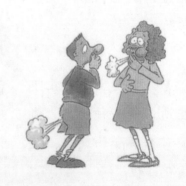

出 版 人：王 磊

项目策划：童立方·小行星
责任编辑：张国良
特约编辑：王 蓓 李静怡
装帧设计：李倩倩 方 舟
责任印制：于浩杰 蔡 丽
法律顾问：中咨律师事务所 殷斌律师

出 版：海豚出版社
地 址：北京市西城区百万庄大街24号
邮 编：100037
电 话：010-68325006（销售）010-68996147（总编室）
传 真：010-68996147
印 刷：河北彩和坊印刷有限公司
经 销：全国新华书店及各大网络书店
开 本：16开（889mm×1194mm）
印 张：16
字 数：100千
印 数：1-4000
版 次：2024年12月第1版 2024年12月第1次印刷
标准书号：ISBN 978-7-5110-6846-0
定 价：148.00元（全8册）

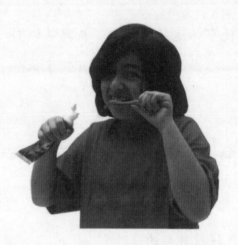

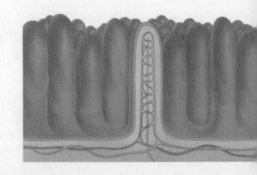

青少年身体认知和管理书
身体是如何工作的？

肌肉系统

[英]珍·格林◎著

刘长江　黄曾麟◎译

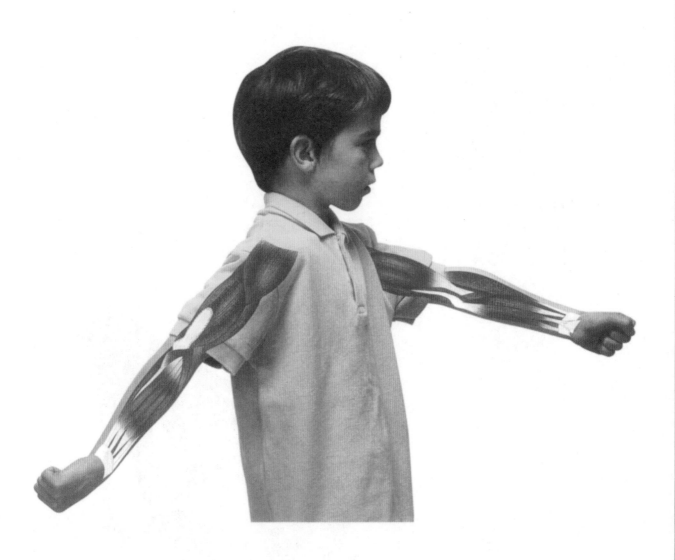

海豚出版社
DOLPHIN BOOKS
CICG 中国国际传播集团

目 录

简 介

你知道吗？如果没有肌肉，你就只是一堆不能动的骨头和瘫在地上的软组织。正是因为有了肌肉，你的身体才能移动，做各种动作，比如踢球和提重物。肌肉这个特殊系统，不仅使上述动作成为可能，还维持着你的心跳，让你能呼吸和说话。这本书会告诉你需要了解的有关肌肉的知识，以及如何保持肌肉的最佳状态，拥有一个健康的身体。

诊断治疗

在本书的红色方框中，你可以了解不同的病症，以及这些病症对人体可能造成的影响。

疾病预防

在本书的绿色方框中，你可以了解如何改善你的整体健康状况，让你的肌肉保持最佳状态。

工作中的身体

在本书的黄底背景区域，你可以阅读相关说明，了解人体内部的运行方式。

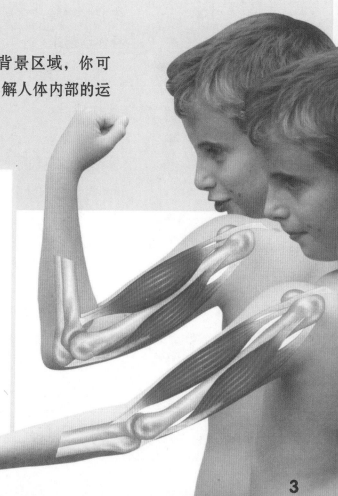

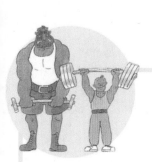

健康小·贴士

在本书的黄色方框中，你可以深入了解人体的不同部分及其运行方式，还可以在这里学习到保持身体健康的小窍门。

什么是肌肉？

肌肉为身体活动提供了动力。正是有肌肉牵拉骨头，你才能做出各种动作。肌肉还把维持生命的血液泵送到全身，并帮助你呼吸和消化。所有的动物都靠肌肉移动。袋鼠后腿的肌肉强壮有力，所以能跳得很远。

"肌肉"的英文单词源于拉丁语，原意是"小老鼠"。古罗马人觉得，起伏的肌肉看起来就像在皮肤下跑动的小老鼠。

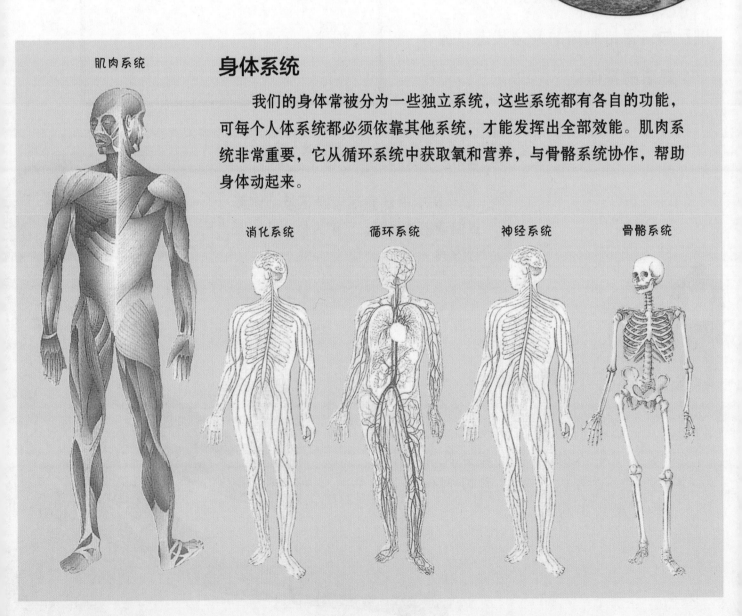

身体系统

我们的身体常被分为一些独立系统，这些系统都有各自的功能，可每个人体系统都必须依靠其他系统，才能发挥出全部效能。肌肉系统非常重要，它从循环系统中获取氧和营养，与骨骼系统协作，帮助身体动起来。

肌肉系统

消化系统　　　　循环系统　　　　神经系统　　　　骨骼系统

肌肉在哪儿？

　　肌肉约占体重的40%。你全身都有肌肉，从脸到四肢，再到心脏、胃、肺等内脏器官。大部分肌肉的运动受意识控制，还有一些肌肉自主运动。

随意肌

　　指能够随时令其活动的肌肉。随意肌包括那些连结着骨头的肌肉（骨骼肌）。骨骼肌决定了你的体形，并让你能移动、平衡和拿重物。

不随意肌

　　指体内自主运行的肌肉，你无法控制它们。不随意肌包括心肌和平滑肌，平滑肌可帮消化系统运送食物，或控制血管中血液的流动。

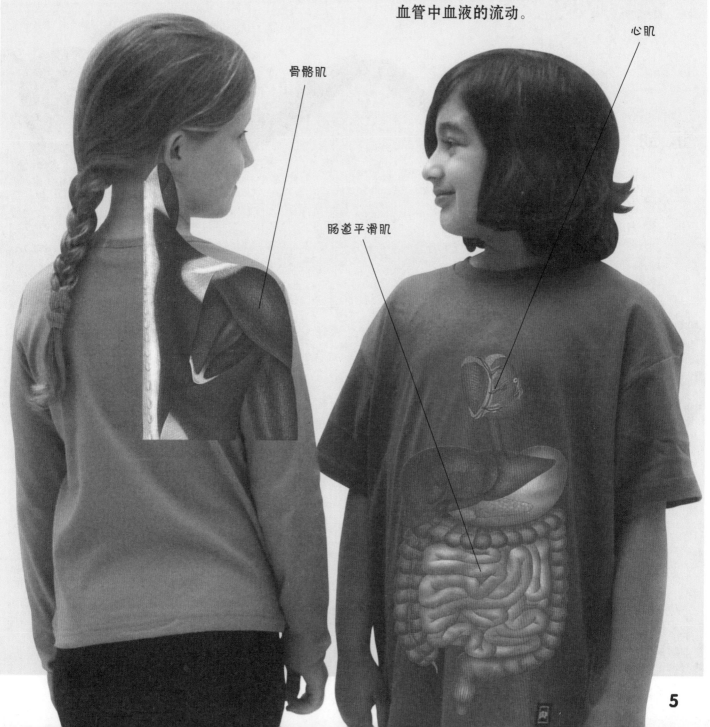

心肌

骨骼肌

肠道平滑肌

肌肉有什么作用?

你身上的所有肌肉都有不同的功能。骨骼肌连接着骨头，主要用来移动身体，产生体力；心肌让心脏跳动，使血液流到全身；平滑肌覆盖着器官壁，让各器官活动并有序运行。

人体里最小的肌肉是耳朵中的镫骨肌，只有1毫米长。当你听到巨大的声响时，镫骨肌会绷紧，以保护内耳不受伤害。

运动

当你想动时，脑会向骨骼肌发送一个信号，让其收缩，带动相连的骨头，做出各种动作。

呼吸

有两种肌肉帮助你呼吸：肋间肌和膈肌。肋间肌位于肋骨之间，膈肌连在胸腔底部。当这些肌肉收缩或放松的时候，会牵动肋骨，改变肺的容量。在这个过程中，空气被吸入或排出肺部。

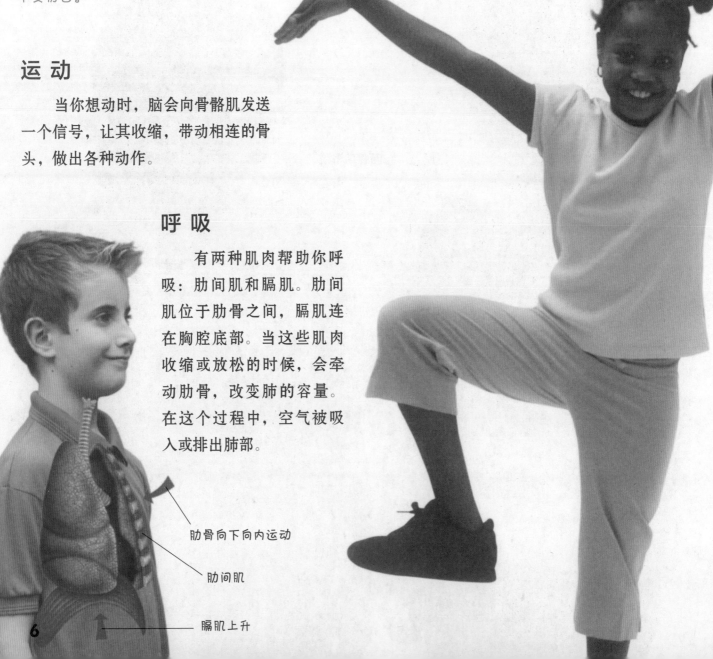

肋骨向下向内运动

肋间肌

膈肌上升

面部表情

你的面部有几十块肌肉，能够帮助你表达喜怒哀乐。这些肌肉非常小，能够完成细微的动作，以呈现各式各样的面部表情。你微笑时会用到大概 20 块肌肉，而皱眉则需要用到 40 块以上的肌肉。

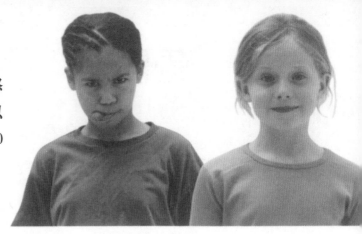

力量

肌肉支撑着你的身体，赋予你力量，因此你能提起重物，并以各种姿势移动自己的身体。有些运动既需要力量，也需要耐力，比如登山，这就需要肌肉长时间地支撑你的身体。

泵送血液

心肌负责向全身泵送血液，它们特别强壮，因为心脏必须每时每刻跳动。你身上的主血管壁内有平滑肌，身体会自主调节这些肌肉来控制血液流动。

运动输送

平滑肌分布在血管壁、气管壁以及肠胃等内脏器官中，控制着它们的运动。平滑肌搅拌食物，将肾脏里的尿液运送到膀胱。

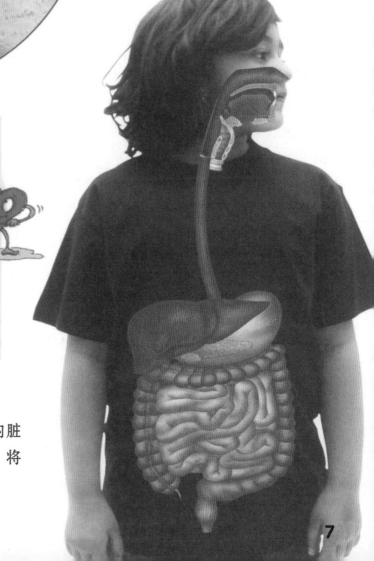

7

骨骼肌

骨骼肌遍布全身，从脸一直到指尖，总共有640块左右。有些骨骼肌和骨头协作完成复杂的动作，比如奔跑和跳跃；还有一些骨骼肌与人体组织相连，完成更加精细的动作，比如眨眼。

人体中最大的肌肉之一就是你坐着的那块肌肉——臀部的臀大肌。

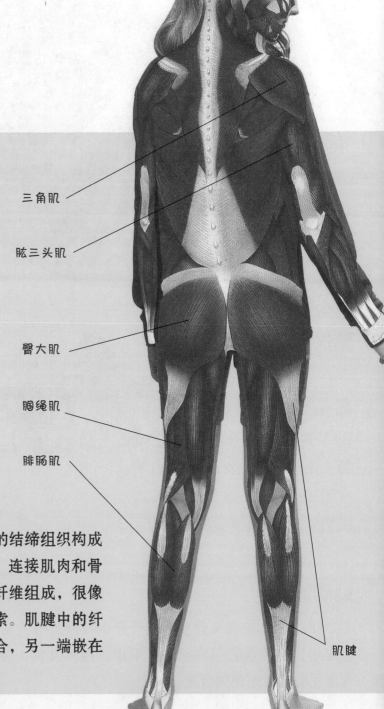

主要的骨骼肌

你身上的骨骼肌基本上都是对称分布的，如果身体左边有1块，那么身体右边也会有1块。骨骼肌是多层结构，这种结构使它们有力和灵活。你身上的一些重要肌肉都显示在右图中。

三角肌

肱三头肌

臀大肌

腘绳肌

腓肠肌

肌腱

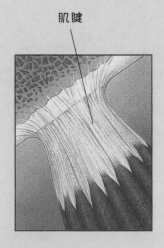

肌腱

肌 腱

肌腱是由致密的结缔组织构成的坚韧的带状组织，连接肌肉和骨头。肌腱由坚韧的纤维组成，很像一根非常强韧的绳索。肌腱中的纤维一端与肌纤维结合，另一端嵌在骨组织里。

大肌肉群

　　在你的腿、背、肩以及手臂上，有一些大肌肉群，主要用于需要较大力量的动作，比如举起重物或者挥动球拍。它们还用于一些耗费体力的运动，如慢跑和上楼梯，以及一些需要爆发力的动作，如投掷。

小肌肉群

　　在你的脸、腕、手掌和手指上，有一些小肌肉群，主要用来完成一些精细灵巧的动作，比如说话、握笔或者咀嚼食物。许多小肌肉群的动作需要良好的手眼协调力，比如搭纸牌塔或者画画。

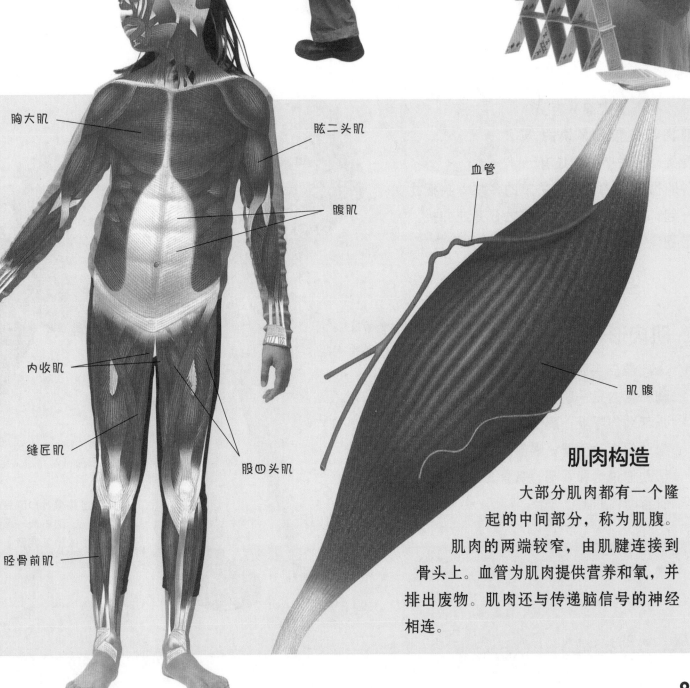

胸大肌

肱二头肌

血管

腹肌

内收肌

缝匠肌

股四头肌

肌腹

胫骨前肌

肌肉构造

　　大部分肌肉都有一个隆起的中间部分，称为肌腹。肌肉的两端较窄，由肌腱连接到骨头上。血管为肌肉提供营养和氧，并排出废物。肌肉还与传递脑信号的神经相连。

9

骨骼肌的形态

骨骼肌的形态和大小各不相同。大部分骨骼肌都是细长形的，有利于身体骨架在肌肉收缩和舒张时有更大活动范围。还有一些骨骼肌覆盖较大的区域，因为伸缩的方向不同，不能（像细长的肌肉一样）强力牵拉。环形肌肉的作用是闭合人体的开口。

阿基里斯腱是脚后跟的跟腱，它以希腊神话中死于脚踵受伤的勇士阿基里斯的名字命名。

移动骨头

你身上大部分大肌肉都连接着多块的骨头。在关节处，还有一种叫做韧带的纤维将关节的多块骨头捆扎在一起，肌肉则牵拉骨头将之分开或并拢。韧带是像绳索一样坚韧的带状物或片状物。

肌肉形态

肱二头肌和腓肠肌是梭形肌；胸和背的扁平肌肉层通过收缩和舒张帮助你呼吸；肩部强壮的三角肌帮助你挥动手臂；喉部的带状肌肉帮助你说话和吞咽；嘴唇上的环形肌帮助你的嘴巴开合。

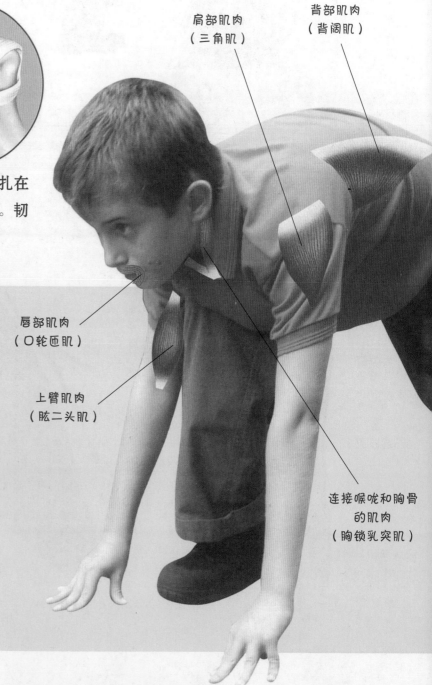

肩部肌肉
（三角肌）

背部肌肉
（背阔肌）

唇部肌肉
（口轮匝肌）

上臂肌肉
（肱二头肌）

连接喉咙和胸骨的肌肉
（胸锁乳突肌）

肌肉萎缩

肌肉不经常使用就会萎缩，这种情况有可能发生在因肢体受伤而不得不休息养伤的人身上。肌肉萎缩症是一种遗传疾病，导致肌肉衰弱，使患者行走或呼吸困难。一些特殊检查可以测出肌肉的力量（见右图），支架或锻炼有助于维持肌肉的力量。

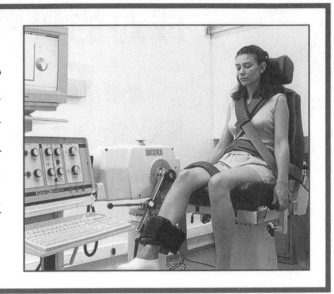

跟 腱

跟腱连接着腓肠肌和跟骨，是身体中最长最强壮的肌腱之一，不过它可能发生多种损伤，特别是在体育运动中，跟腱拉伤较为常见。跟腱损伤一般包括跟腱撕裂或发炎，会引起疼痛和肿胀。

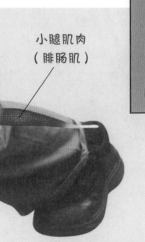

小腿肌肉
（腓肠肌）

跟腱

肌肉的名称

人体中的每一块肌肉都有来源于拉丁语的学名，医生们都了解。肌肉的名称常常反映了它们的功能。叫做屈肌的肌肉可以弯曲或拉弯关节；叫做伸肌的肌肉可以伸展或拉直关节；叫做回旋肌的肌肉可以让关节扭转或旋转。

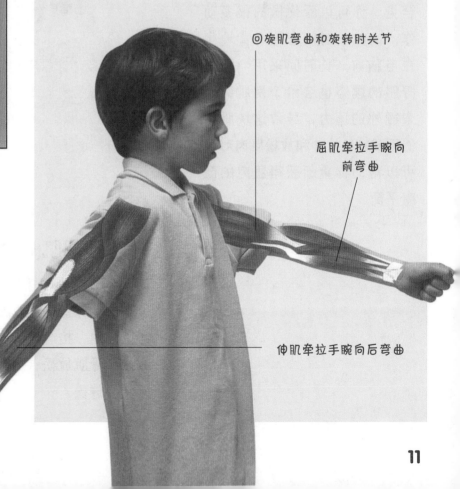

回旋肌弯曲和旋转肘关节

屈肌牵拉手腕向前弯曲

伸肌牵拉手腕向后弯曲

成对的骨骼肌

骨骼肌收缩来牵拉骨头，可它们不能向相反方向推骨头，所以身体需要另外的力量，让这块肌肉放松和伸长。这就是许多肌肉成对出现的原因。它们分别位于骨头的两侧。类似团队合作，如果一块肌肉向某个方向牵拉骨头，那么它的"搭档"就会反向牵拉骨头，将它拉回原处。

一对肌肉牵拉方向相反，就像拔河比赛中的对抗双方一样。这样的肌肉对被称为拮抗肌。

肌肉平衡

你每天四处走动时，会用到许多不同的肌肉。频繁地使用肌肉对中的一块的情形并不罕见。你可以看你做的很多动作，比如长时间弯腰弓背地坐在电脑前。长时间采用一种不舒服的睡姿也会给个别肌肉带来额外的压力，导致这块肌肉僵硬酸疼。拉伸和放松肌肉对，可以帮助你重新获得肌肉的健康平衡。

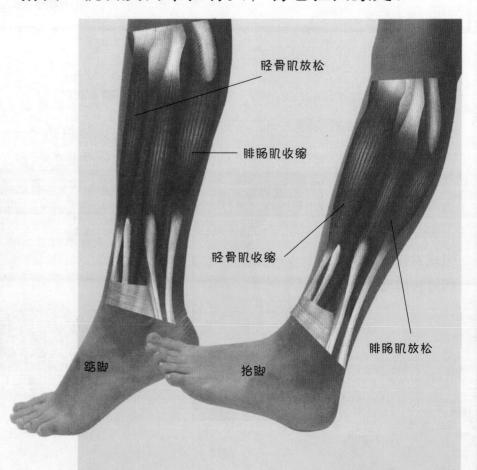

胫骨肌放松

腓肠肌收缩

胫骨肌收缩

腓肠肌放松

踮脚

抬脚

腿部肌肉对

小腿上的胫骨肌和腓肠肌形成一对拮抗肌，让你能抬起脚跟、踮起脚尖走路，也让你能脚跟着地、抬起脚尖。踮起脚尖时，腓肠肌收缩，同时胫骨肌放松；抬起脚尖时，胫骨肌收缩，同时腓肠肌放松。

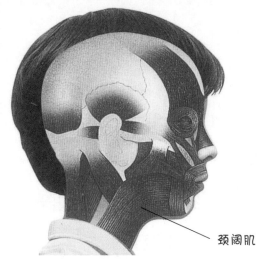

颈阔肌

肌肉缺失

很多人生来就缺少一些肌肉。例如，有些人天生就没有颈阔肌，这是一种面部肌肉，从下巴下方一直延伸到胸和肩。缺失颈阔肌的人，下巴一般不会太突出。这些天然存在的肌肉数量变化无害，不过有些肌肉缺失会导致运动障碍。

屈 臂

上臂的肱二头肌和肱三头肌是一对拮抗肌，就像胫骨肌和腓肠肌那样。抬起前臂时，前面的肱二头肌收缩，同时肱三头肌放松。放下手臂时，后面的肱三头肌收缩，肱二头肌放松。和抬起、放下手臂的道理一样，其他的肌肉对也是这样协作，使你的四肢能够分开和并拢、向前或向后。

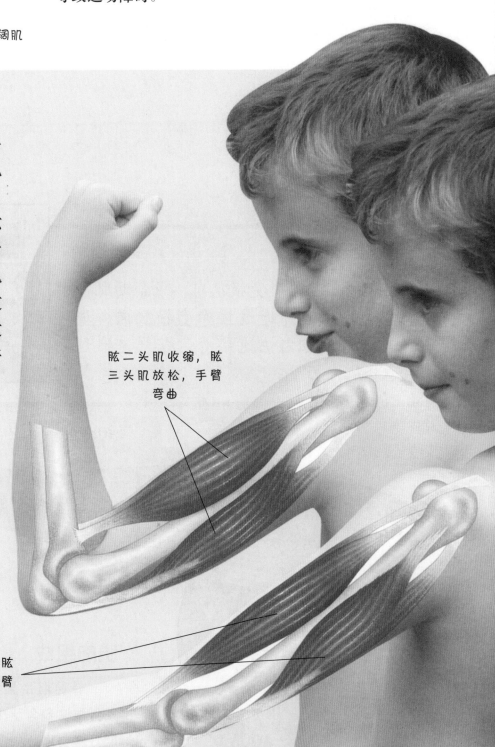

肱二头肌收缩，肱三头肌放松，手臂弯曲

肱三头肌收缩，肱二头肌放松，手臂伸直

13

肌肉内部

所有的肌肉都靠收缩（缩短）和放松发挥作用。肌肉收缩时，形状会变粗。弯曲手臂，能看见上臂的肱二头肌明显鼓起。这是因为肌肉由许多细长纤维组成，这些纤维在肌肉收缩时重叠到一起，放松时又分开变长。

有些水母拥有可以强力收缩的肌肉触须。触须完全伸展开来，可达 20 米长，却能收缩到只有 13 厘米长。

物理疗法

物理疗法可以治疗受损肌肉，或帮助肌肉变强健。物理治疗师通过按摩受损肌肉，使用超声波，帮助肌肉快速痊愈，或制定锻炼计划以增强肌肉力量。

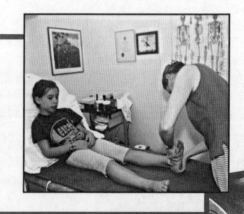

肌丝（放大后）

肌丝

肌原纤维

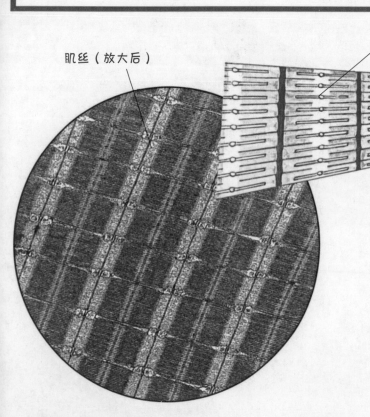

肌肉组成

骨骼肌由聚集成束的细长纤维构成，每条纤维又包含更细的纤维，称做肌原纤维。肌原纤维又由更细的肌丝组成。肌肉被一层坚韧的鞘保护着。

肌原纤维

　　肌原纤维是一种细长的细胞，粗细和发丝差不多。一块隆起的大肌肉包含几百条这样的纤维，而一块细长的小肌肉可能只包含不超过20条肌纤维。肌原纤维聚合成一束，称为肌束。每个肌束里面都有血管，送来营养、排走废物。

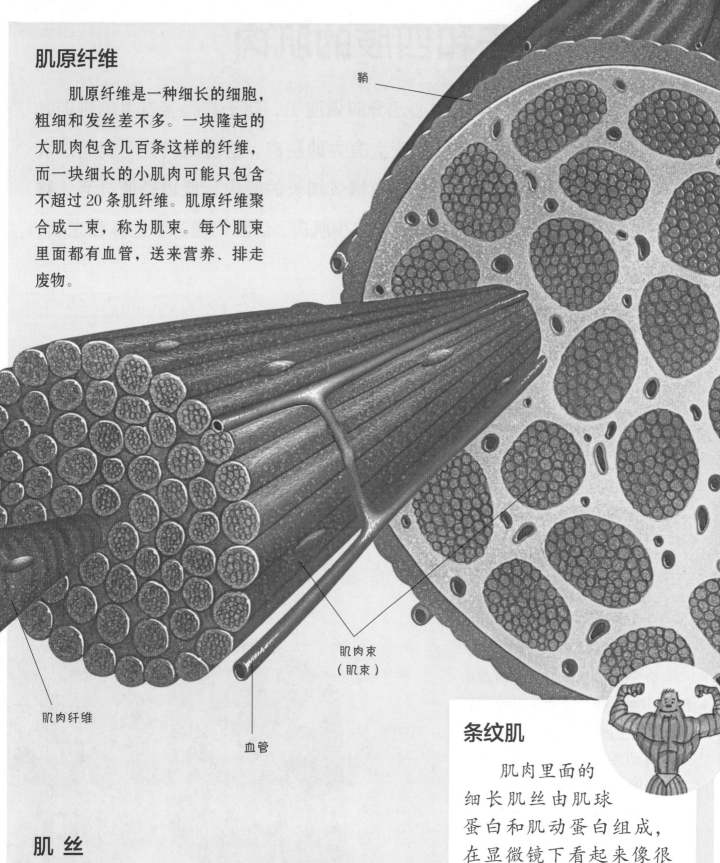

鞘

肌肉纤维

血管

肌肉束
（肌束）

肌 丝

　　肌丝有2种，一种是由肌球蛋白组成的粗丝，还有一种是由肌动蛋白组成的细丝。这些纤维会在肌肉收缩时重叠，在肌肉放松时复原。

条纹肌

　　肌肉里面的细长肌丝由肌球蛋白和肌动蛋白组成，在显微镜下看起来像很多条纹。因此，骨骼肌有时候也被称为条纹肌或横纹肌。

躯干和四肢的肌肉

人体的中心部分叫做躯干，躯干有很多有力的肌肉，包括肩和臀那些宽大有力的肌肉，这些肌肉拉动我们的双臂和双腿。四肢拥有很多细长的肌肉，所以轻便灵活。胳膊、手腕和手指有一些小肌肉，让我们能紧紧地抓住东西，或完成一些更精细的动作。

人体最长的肌肉是位于大腿的缝匠肌，有30厘米长。缝匠肌的意思是"裁缝的肌肉"，因为这块肌肉能做出过去的裁缝常常用的双腿交叉姿势。

网球肘

"网球肘"是发生在肘关节周围的一种炎症，进行球拍类运动的人较常发病，但其他人群也会患此病。

躯干肌

脖子处的强健肌肉能够帮你维持头部平衡，让你可以左右转头；肩和上胸部的宽大肌肉能够抬起或挥动手臂；胃周围的扁平肌肉能够保护消化系统的柔软部分；下躯干肌肉让身体前弯，或侧弯。

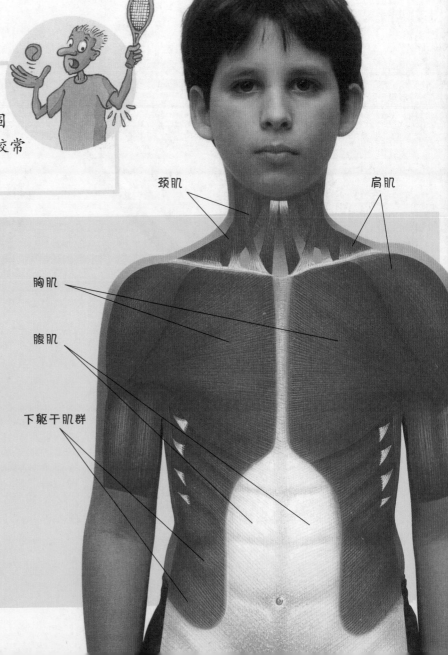

颈肌

肩肌

胸肌

腹肌

下躯干肌群

四肢肌肉

人体上半身的肌肉比腿部肌肉要小，因为站立或行走时，腿部肌肉一直在工作。胳膊上最大的肌肉是肩肌，能抬起手臂。如果你经常步行或骑行，你的腓肠肌就会变大，因为工作强度越大，肌肉就越发达。

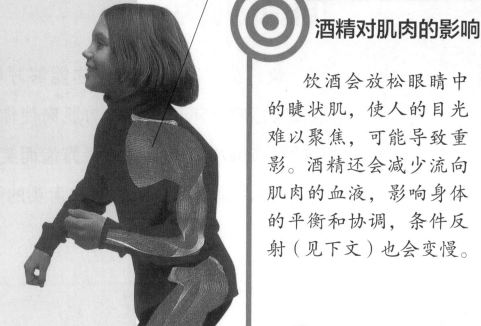

肩肌

腓肠肌

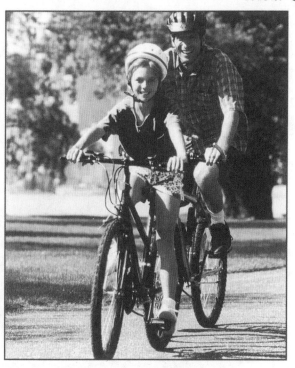

酒精对肌肉的影响

饮酒会放松眼睛中的睫状肌，使人的目光难以聚焦，可能导致重影。酒精还会减少流向肌肉的血液，影响身体的平衡和协调，条件反射（见下文）也会变慢。

条件反射

条件反射是快速的自动动作，能够保护我们免遭危险。脑总是通过脊髓发送和接收身体各部分信号。不过在条件反射中，脊髓对来自感官的信号立刻做出反应，命令肌肉采取行动。与此同时，其他信号会继续传送到脑，所以你知道正在发生的一切。假如你的眼睛看到了一个向你急速飞来的球，你的手臂会自动抬起来保护头部。

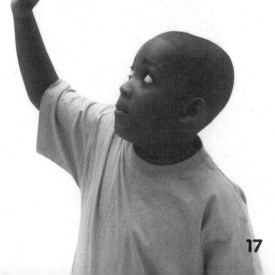

平 衡

你的脑、感官和肌肉协作以保持身体平衡。在奔跑、走钢丝或骑自行车时，眼睛、双耳和其他感官向脑发送讯息，告知身体的位置，脑做出反应，下达指令，指令传到肌肉，肌肉进行工作，保持身体平衡。

面部肌肉

脸、头、喉的肌肉使你能够呼吸、饮食、说话、唱歌或吹口哨；下巴处的强力肌肉使你能够咬合和咀嚼；面部的很多细小肌肉使你能够露齿而笑、愁眉不展，或做出其他表情；眼、耳朵、鼻子和舌头的微小肌肉助你看、听、嗅、尝。

下巴的肌肉有很多不同的用处，如果没有这些肌肉，你就不能咬合、咀嚼和说话。

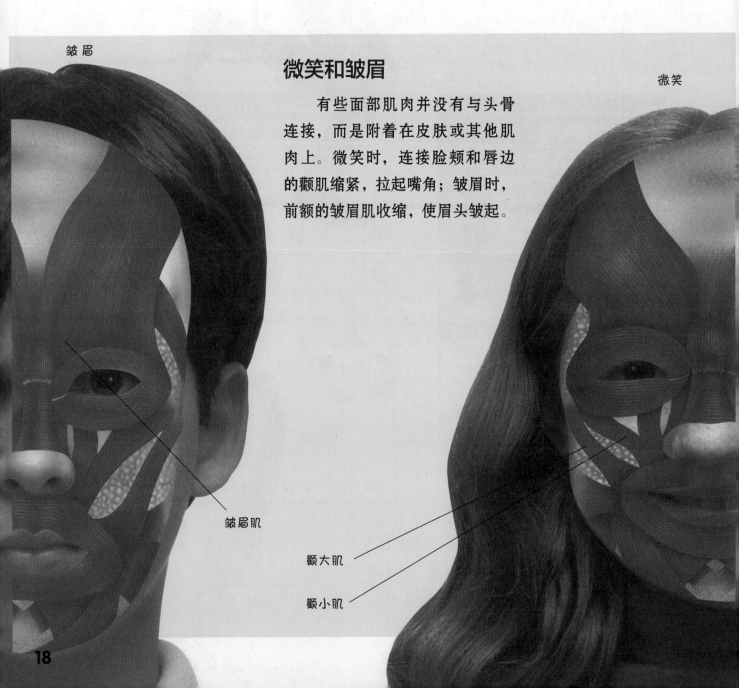

皱眉

微笑和皱眉

有些面部肌肉并没有与头骨连接，而是附着在皮肤或其他肌肉上。微笑时，连接脸颊和唇边的颧肌缩紧，拉起嘴角；皱眉时，前额的皱眉肌收缩，使眉头皱起。

微笑

皱眉肌

颧大肌

颧小肌

做鬼脸

　　面部表情能让你表达感受，还可以帮你做各种鬼脸呢！面部的小肌肉群移动你的眉毛、嘴巴和其他面部器官，微微地向上、向下、向左或向右，就能呈现出瞪眼、鼓腮、惊呆、傻笑等各种表情。

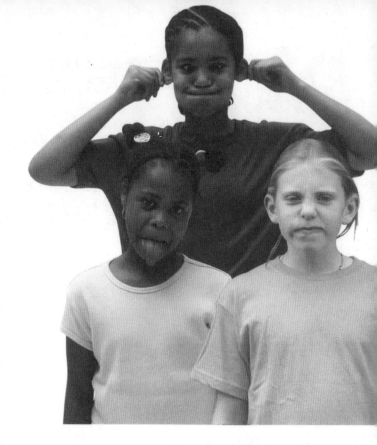

说话肌肉

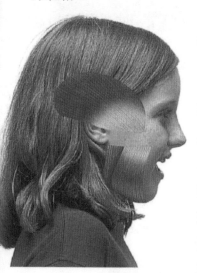

　　我们说话时会用到喉咙、下巴、嘴唇和舌头的肌肉。沿着气管向上流动的空气会带动喉部2条肌肉带（声带）振动，这些振动所产生的声音，被嘴唇、牙齿和舌头形塑为语言。

眼部肌肉

　　6条带状小肌肉将眼睛和眼窝连在了一起。这组肌肉可以通过微小的动作调整眼球的位置，使你能够上看下看和左看右看。眼睛内部的平滑肌让你看近处或远处的物体时眼睛能聚焦。

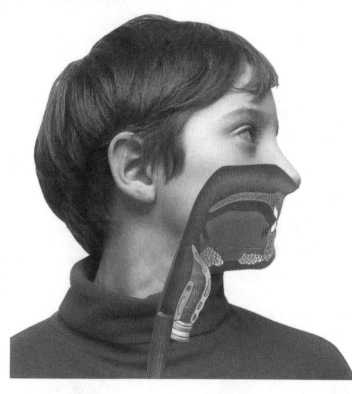

进食肌肉

　　你的喉部有2根管道，1根是呼吸用的气管，通向肺，另1根是食管，通向胃。当你吞咽的时候，肌肉拉下一个叫做会厌的活瓣，盖住气管，以保证你嘴里的食物进入正确的管道。

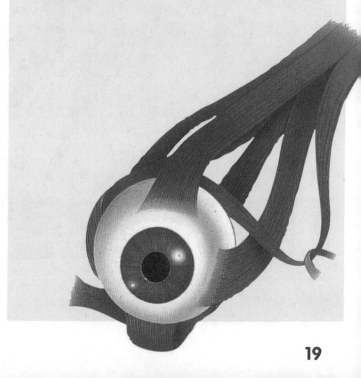

19

不随意肌

不随意肌是那些自动运行的肌肉，不需要你时时念及它们。不随意肌包括很多维持身体重要功能的肌肉，如循环系统和消化系统中的肌肉。心肌能够保证心脏的跳动，肠道壁的平滑肌能帮助食物在消化道中移动。

脑也可以控制某些不随意肌。例如，在你演奏大号时，脑可以控制呼吸肌。

脉 搏

心脏每跳动 1 次，就向动脉泵送 1 次血液，可以感到一次脉搏。脉搏可以测量心脏活动。休息的时候，脉搏会变慢；运动的时候，脉搏会加快。

心 肌

心脏中的心肌从不停歇，它们一直在收缩和放松，向全身泵送血液。当心肌放松时，血液从静脉流入心脏；当心肌收缩时，血液从心脏流入动脉，再输送到身体其他部分。

动脉

静脉

肌肉壁

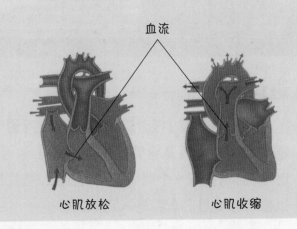

血流

心肌放松　　心肌收缩

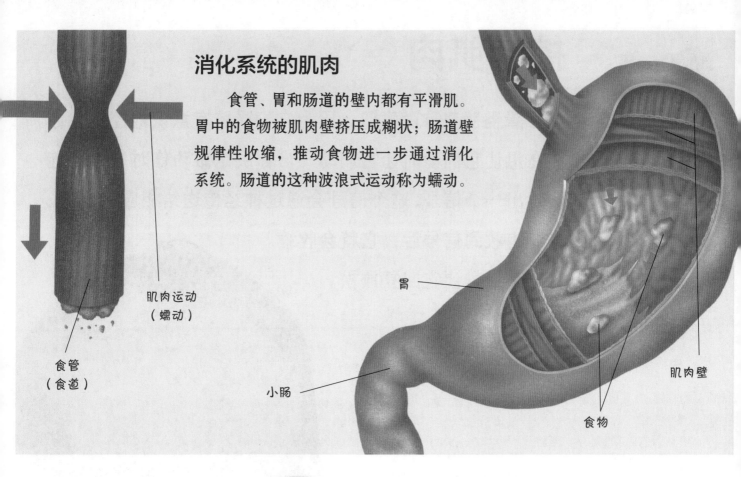

消化系统的肌肉

食管、胃和肠道的壁内都有平滑肌。胃中的食物被肌肉壁挤压成糊状；肠道壁规律性收缩，推动食物进一步通过消化系统。肠道的这种波浪式运动称为蠕动。

肌肉运动
（蠕动）

食管
（食道）

胃

小肠

肌肉壁

食物

保持活力

经常锻炼会使心肺更高强度地工作，从而增强你的心肌和呼吸肌。如果你经常锻炼，骨骼肌将变强，使你灵活性得到提高。

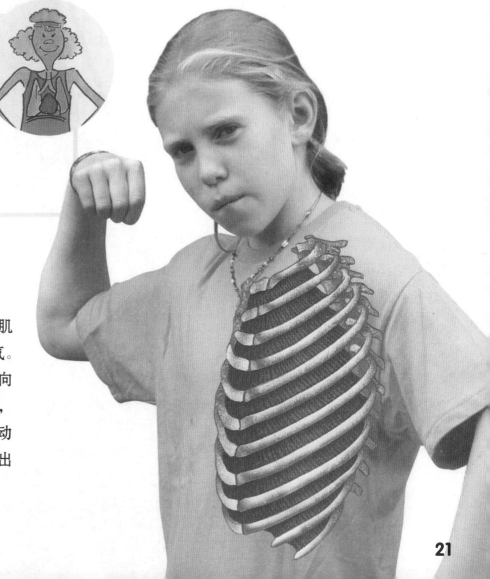

肋部肌肉

呼吸时，肋骨之间的肋间肌帮助膈肌吸入或挤出肺部的空气。吸气时，肋间肌收缩，牵动肋骨向上和向外运动，使肺内空间扩大，吸入空气。当肋间肌放松时，牵动肋骨向下和向内运动，将废气挤出肺部。

控制肌肉

骨骼肌又称随意肌，因为它们受脑有意识地控制，你能在想让它们动时让它们动。当你决定做动作时，你的脑会发出一个信号，这个信号会通过神经传送给相应的肌肉。当肌肉收到信号后，它就会收缩。另一个信号让它回复放松。

"箭毒"是一种来自南美洲的植物汁液，能麻痹肌肉。南美洲印第安猎人经常会把他们的箭浸泡在这种天然毒液中。

肌肉信号

骨骼肌由大脑中一个叫做运动皮层的区域控制。大脑中的运动中枢通过脊髓向神经发送信号。在全身，神经与肌肉间有微小接合点，叫做运动终板。当信号通过这些接合点（运动终板）时，肌肉便会执行指令。

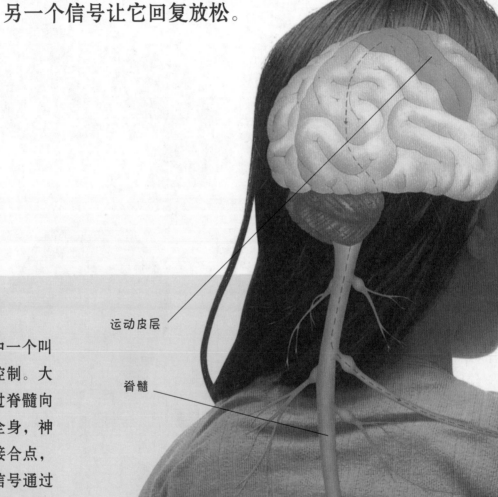

运动皮层

脊髓

多发性硬化

多发性硬化是一种损伤全身神经的疾病。这种疾病会阻碍脑和身体神经之间的信息传导（见右图），使人难以控制某些肌肉。它的症状因人而异，包括肌无力、肌肉麻木和丧失协调性。虽然目前还没有办法治愈多发性硬化，但使用药物或其他治疗方法可减轻症状。

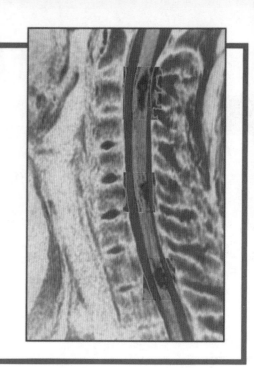

记忆力

肌肉能在脑的指挥下完成各种复杂的运动。通过训练，脑还能记住一系列复杂的动作，比如弹奏乐器、耍杂技、骑自行车或者踢足球所需要的技巧。

学习新的技巧

脑能教会肌肉同时完成2个不同的动作。现在试着一边按摩肚子一边轻拍头吧。停，马上换手试试看！你会发现，换手之后的新动作起初比较难，可脑和肌肉很快就适应了。

运动神经给肌肉传送信号

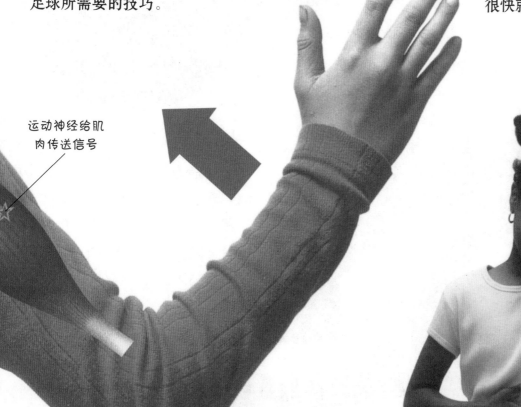

照顾好肌肉

晚上好好地
睡上一觉，可以
让忙了一天的肌
肉休息。

氧和葡萄糖（也叫血糖）为肌肉提供动力。葡萄糖来自消化的食物，氧来自吸入肺部的空气。氧和葡萄糖随着血液运送到全身各处的肌肉，肌肉和其他细胞会分解葡萄糖，释放能量。

抽 筋

抽筋是一种痛苦的肌肉收缩，过度使用肌肉时会发作。如果身体处于别扭的姿势也会引起抽筋。受影响的肌肉开始抽搐——肌肉收缩且无法再放松。通常，可以通过搓揉和拉伸来缓解。

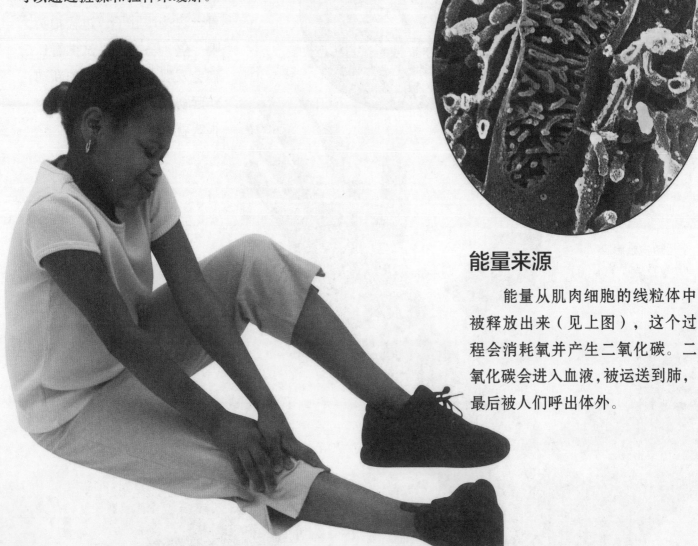

能量来源

能量从肌肉细胞的线粒体中被释放出来（见上图），这个过程会消耗氧并产生二氧化碳。二氧化碳会进入血液，被运送到肺，最后被人们呼出体外。

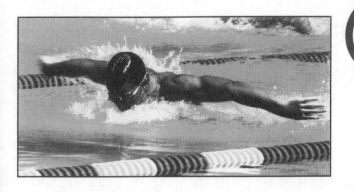

无氧运动

无氧运动是指那些短时发力和短时休息交替进行的运动，比如短跑和举重。这些运动的耗氧速度超过肺的供氧速度，能让肌肉变得更加强壮和灵活。

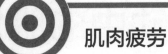

肌肉疲劳

当运动员进行刻苦训练时，尤其是进行无氧运动之后，乳酸会在肌肉中堆积。运动后，因为肌肉需要更多的氧，人会感到疲劳和疼痛。正因如此，运动员在运动刚结束时会呼吸急促和心跳加速，好好休息一下就能恢复正常。

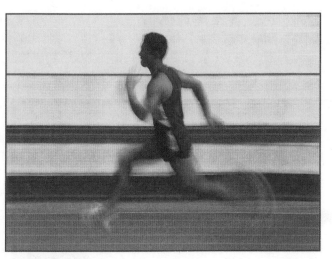

肌肉的营养供给

碳水化合物，如意面，为肌肉提供良好的能量；蛋白质，比如肉类，有助于修复受损肌肉；低脂食物，比如水果和蔬菜，能让你的肌肉更精瘦强壮。

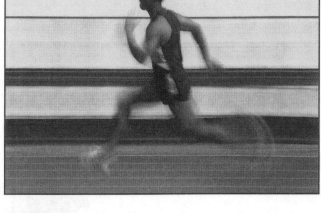

有氧运动

有氧运动能让心肺更大强度地工作，来为肌肉供氧。这些运动能增强你的心肺功能，改善你的整体健康。跳舞、慢跑和骑车都是有氧运动。

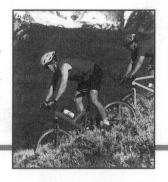

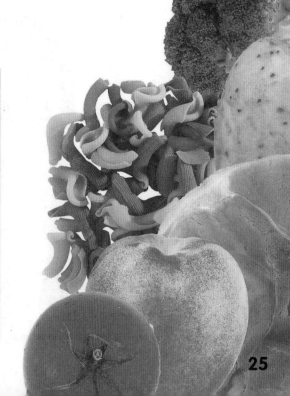

25

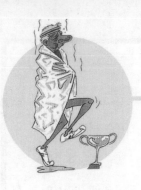

运动中的肌肉

肌肉使用得越频繁，就会变得越健壮。不过，有氧运动和无氧运动必须兼顾，才能保持身体的最佳状态。短时间、高强度的肌肉锻炼能够使肌肉变得更加发达和有力；长时间、低强度的锻炼能够使心肌和呼吸肌保持健康。

运动使身体发热，但是要注意，别让身体急剧降温。马拉松运动员常常在赛后披上一件锡箔毯，这样才不会着凉。

大肌肉不等于力量

在有些运动中，技巧和力量一样重要。如果你刻苦训练，努力提高技巧和协调性，你能和比你大两圈的人一样出色，甚至超过他们。

热身运动

在开始比赛或严格训练之前要做些热身运动，这样有助于放松肌肉、拉伸韧带、活动关节。这些伸展活动很重要，能避免受伤。运动之后再做一遍，有助于身体平复和恢复。

躯干弯曲运动（如图1）能够增强躯干和臀部肌肉。两脚分开站立，腿部伸直，一条手臂顺着腿部尽量向下滑动，然后换另一侧做同样动作。

腿部拉伸（如图2）能够放松臀腿肌肉。单脚向前迈一步，身体向前腿后方前倾，拉伸后腿肌肉，持续一会儿，然后换腿做同样动作。

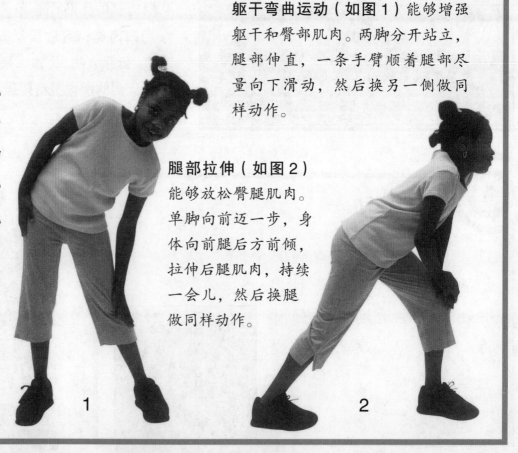

1

2

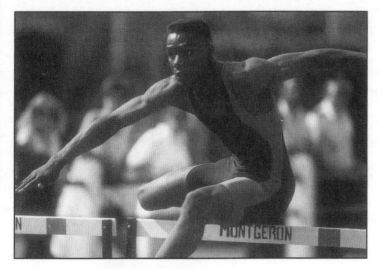

速 度

提升肌肉力量和耐力有助于肌肉动作更快。短跑运动员和跨栏运动员（见左图）会进行举重和耐力训练，以保持肌肉的最佳状态。谁能让肌肉利用氧的效率更高，动作更快，谁就更有可能赢得比赛。

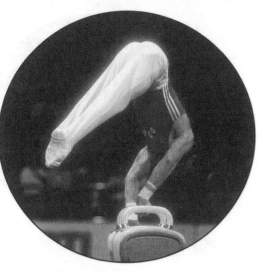

耐 力

耐力就是你坚持长时间运动的能力。长跑运动员（见右图）会锻炼他们的肌肉，这样就能跑很长时间而不会疲劳。提高身体素质能让肌肉更高效地利用氧。

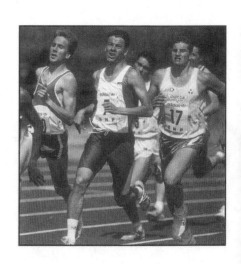

敏捷和平衡

肌肉相互协作支撑着你的身体，帮助你在坐、站和走的时候保持平衡。体操运动员练强他们的肌肉，才能在做高难度动作时保持平衡。

力 量

无氧运动，比如举重训练，能够增加肌肉纤维中的肌动蛋白和肌球蛋白，使你的肌肉更加发达有力，让你更强壮。

运动损伤

不管是哪项运动，你都要从低强度开始，逐渐增加强度，避免受伤。如果你一开始强度太大，加大得太快，等待你的就不是终点线，

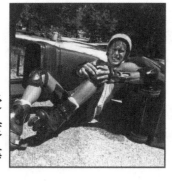

而是医院了！做好热身运动，佩戴合适的装备，遵从指导，可以帮助你得到最佳运动效果。

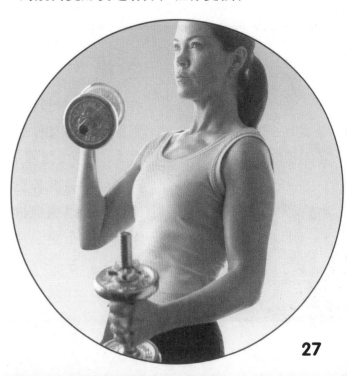

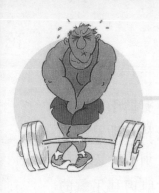

保持健康

没有肌肉，你动都动不了，因此我们一定要好好保养它们。一份富含水果和蔬菜的多样化低脂食谱能够帮助你的肌肉保持良好状态。经常锻炼还可以保持肌肉健康。跳舞、骑车、游泳、球类运动或者在健身房锻炼等，各种运动，随你选择！

提起重物的时候，一定要保持膝盖弯曲，腰背挺直，然后缓慢地将东西提起来，以免伤到你的背。

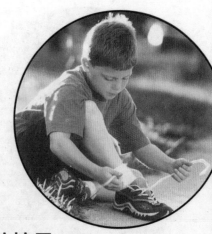

饮 水

身体需要从饮食中获取水，以补充水。当你运动的时候，会因为出汗而失水，所以要更多地饮水。没有水，人体细胞就不能正常运作，无法保持身体健康。去运动时记得随身带瓶水哟。

佩戴合适的护具

很多运动都需要你穿上适合的鞋，这是为了在激烈的运动中保护你的脚踝，避免肌肉拉伤或扭伤。有些运动需要更多的护具，比如头盔和保护垫。记得购买或租借合适的装备，避免受伤。

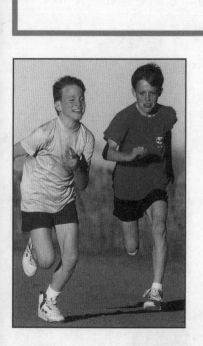

疼 痛

运动时出现疼痛一定要重视。如果你感到剧烈疼痛，必须立即停止运动。不要试着去拉伸已经拉伤的肌肉，以免造成更大的损伤。冲个热水澡放松一下，有助于治疗轻微的肌肉拉伤。如果肌肉持续疼痛，就要去看医生了。

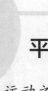

平复活动

运动之后，平复活动能帮你放松肌肉，保持关节灵活。你可以在原地慢跑，再做一些弯曲和伸展运动，抖抖四肢，轻柔地活动一下脖子和脊椎。

保持活力

随着年龄的增长，你的身体会发生变化。肌肉的力量趋于减弱，关节也可能没以前灵活，有些肌肉组织被脂肪取代。现在就开始，经常锻炼吧，让健康伴随你更长时间。

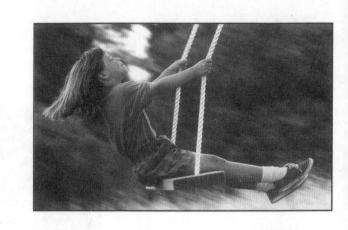

有利于肌肉的饮食

选择营养均衡的食谱，摄入充足的水分，能够为肌肉提供所需的营养，让身体保持活力。碳水化合物能够给肌肉提供能量，蛋白质能维持和增强你的肌肉。尽量坚持低脂饮食，使肌肉保持精壮。可也要记住，肌肉也需要一些脂肪为它提供能量。

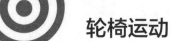

轮椅运动

有些人因为疾病或事故而失去了特定肌肉的功能。如果腿部肌肉或脊柱受到影响，这样的人可以坐着轮椅活动。许多坐轮椅的人也经常运动。很多运动都针对轮椅运动员进行了调整，并成为残奥会项目。

神奇的身体

长时间在太空停留的宇航员，身体很有可能会变弱，因为他们在太空中不需要对抗重力。空间站会为宇航员们配备运动器材，帮助他们保持肌肉的强壮。

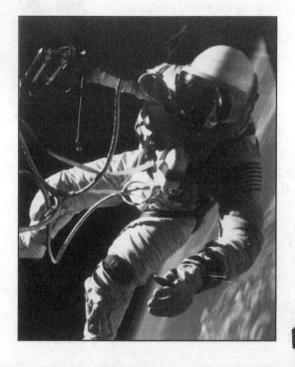

每天锻炼能让肌肉的块头增大三分之二！

一个强健的人，骨骼肌的重量能占到他体重的一半；一个不健壮的人，骨骼肌的重量可能只占到他体重的三分之一。

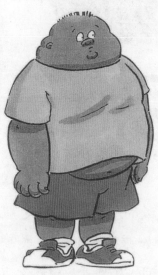

动物的肌肉大部分是骨骼肌。你吃的肉其实就是骨骼肌。

英文学名最长的肌肉叫做提上唇鼻翼肌。这块肌肉位于鼻子下方，能帮助你翻起上嘴唇。

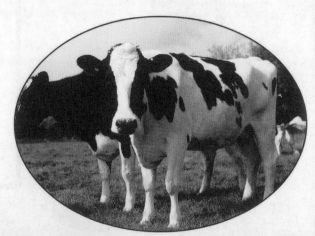

术语表

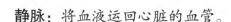

不随意肌：不受脑有意识控制的肌肉。

抽筋：也称为肌肉痉挛，肌肉非自主地、痛苦地收缩，可能由过度使用或冷热刺激引起。

动脉：将血液运离心脏的血管。

多发性硬化：一种损伤神经的疾病，常常影响人体对肌肉的控制。

骨骼肌：大部分附着在骨头上的肌肉。

关节：骨头间连接的地方。

肌腱：连接肌肉和骨头的细长绳索状组织。

肌肉萎缩症：一种肌肉逐渐衰弱无力的疾病。

肌束：一束肌肉纤维。

肌丝：肌肉里的纤维，可相对交错滑动，使肌肉收缩。

肌纤维：骨骼肌中的细长细胞，能收缩变短。肌纤维里面是更细的肌丝。

拮抗肌：一对力量相互对抗的肌肉，比如小腿上的腓肠肌和胫骨肌。

静脉：将血液运回心脏的血管。

平滑肌：构成内脏器官壁的肌肉，如胃、肠和肺的内壁。

韧带：在关节处将骨头联系（捆扎）在一起的纤维组织。

随意肌：脑能随意控制的肌肉。

无氧运动：那些让肌肉在无氧状态下消耗能量的高强度运动。"无氧"的意思就是"没有氧参与供能"。

心肌：维持心脏跳动的强壮肌肉。

有氧运动：所有能让心肺工作强度提高以为肌肉供氧的运动。"有氧"的意思就是"有氧参与供能"。

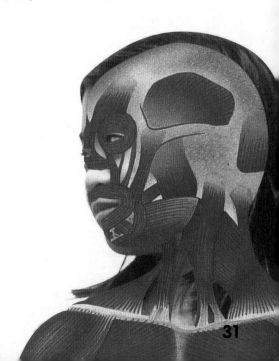

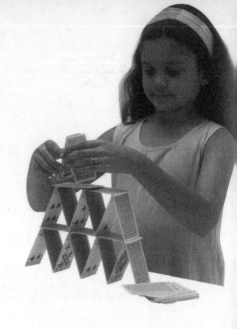

图书在版编目（CIP）数据

青少年身体认知和管理书：身体是如何工作的？.
肌肉系统 ／（英）珍·格林著；刘长江，黄曾麟译. --
北京：海豚出版社，2024.12
ISBN 978-7-5110-6846-0

Ⅰ. ①青… Ⅱ. ①珍… ②刘… ③黄… Ⅲ. ①人体－
青少年读物 Ⅳ. ①R32-49

中国国家版本馆CIP数据核字(2024)第077935号

版权登记号：01-2021-3241

My Healthy Body Muscles
Copyright © Aladdin Books 2024
Written by Jen Green
Illustrated by Ben Hawkes
An Aladdin Book
Designed and directed by Aladdin Books Ltd.
PO Box 53987London SW15 2SF
England

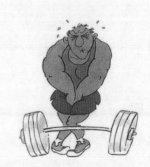

出 版 人：王 磊

项目策划：童立方·小行星
责任编辑：张国良
特约编辑：王 蓓 李静怡
装帧设计：李倩倩 方 舟
责任印制：于浩杰 蔡 丽
法律顾问：中咨律师事务所 殷斌律师

出 版：海豚出版社
地 址：北京市西城区百万庄大街24号
邮 编：100037
电 话：010-68325006（销售）010-68996147（总编室）
传 真：010-68996147
印 刷：河北彩和坊印刷有限公司
经 销：全国新华书店及各大网络书店
开 本：16开（889mm×1194mm）
印 张：16
字 数：100千
印 数：1-4000
版 次：2024年12月第1版 2024年12月第1次印刷
标准书号：ISBN 978-7-5110-6846-0
定 价：148.00元（全8册）

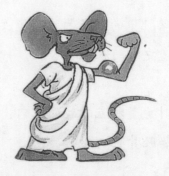

青少年身体认知和管理书
身体是如何工作的？

骨骼系统

[英]珍·格林◎著

刘长江　刘思嘉◎译

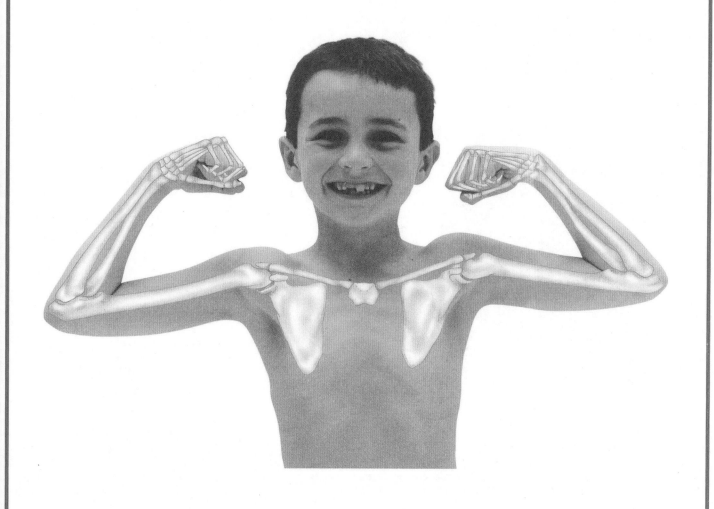

海豚出版社
DOLPHIN BOOKS
CICG 中国国际传播集团

目 录

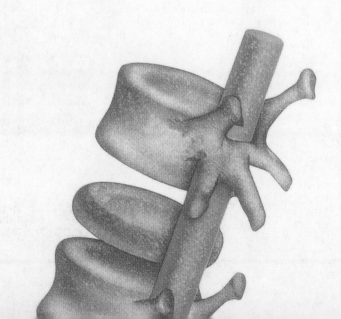

简　介

你知道吗？你的身体由一个特别的框架支撑着，让你能够弯曲、伸展，做各种复杂的运动。这个特别的结构就是骨骼，它让你不会堆在地上。你的骨骼还为身体里很多的重要器官提供保护。这本书会告诉你不可不知的骨骼知识，教你如何保持骨骼的良好状态，拥有好身体。

诊断治疗

在本书的红色方框中，你可以了解到不同的病症，以及这些病症对人体可能造成的影响。

疾病预防

在本书的绿色方框中，你可以了解如何改善你的健康状况，让你的骨骼保持最佳状态。

工作中的身体

你可以在本书的黄底背景区域内阅读相关说明，了解人体内部是如何运行的。

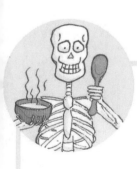

健康·小·贴士

你可以在本书的黄色方框中，深入了解人体的不同部分及其运行方式，还可以在这里学习到保持身体健康的小窍门。

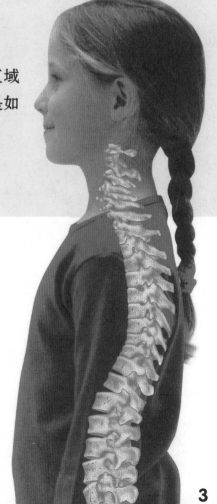

3

人体的支撑

在皮肤之下，身体的大部分都是柔软湿润的，就像果冻一样。那么，是什么支撑着你的身体，让你能够四处活动呢？答案就是你的骨架，它支撑着你并让你可以做出各种动作。如果没有骨架，你就会瘫在地上，像水母那样湿软的一堆（见右图）！

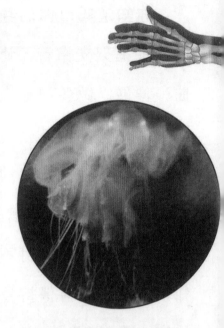

人体系统

我们的身体常被分为一些独立系统，这些系统都有各自的功能。可每个人体系统都必须依靠其他系统才能发挥出最大效能。你的骨骼和关节组成了骨骼系统，包围和保护着你的内脏器官，并和肌肉系统一起协作，帮助你活动。

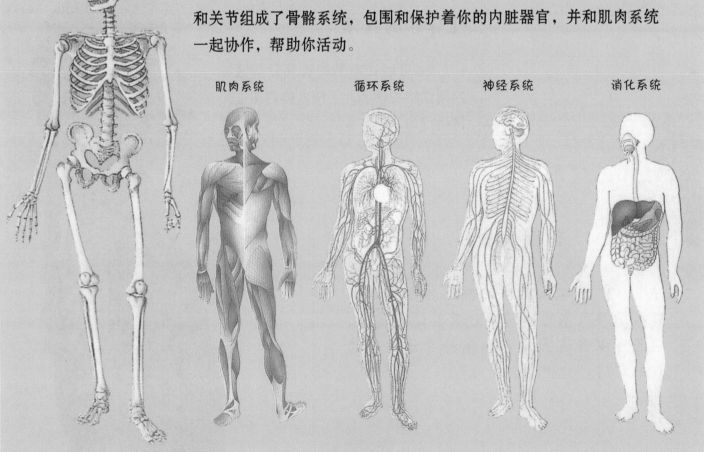

骨骼系统　　肌肉系统　　循环系统　　神经系统　　消化系统

4

前臂骨
(桡骨)

前臂骨
(尺骨)

颅骨

有多少块骨头?

大部分成年人体内有 206 块骨头, 其中一半以上 (106 块) 的骨头长在手腕、手、脚和脚踝中。人体一些主要的骨头都展示在左边这幅图中。

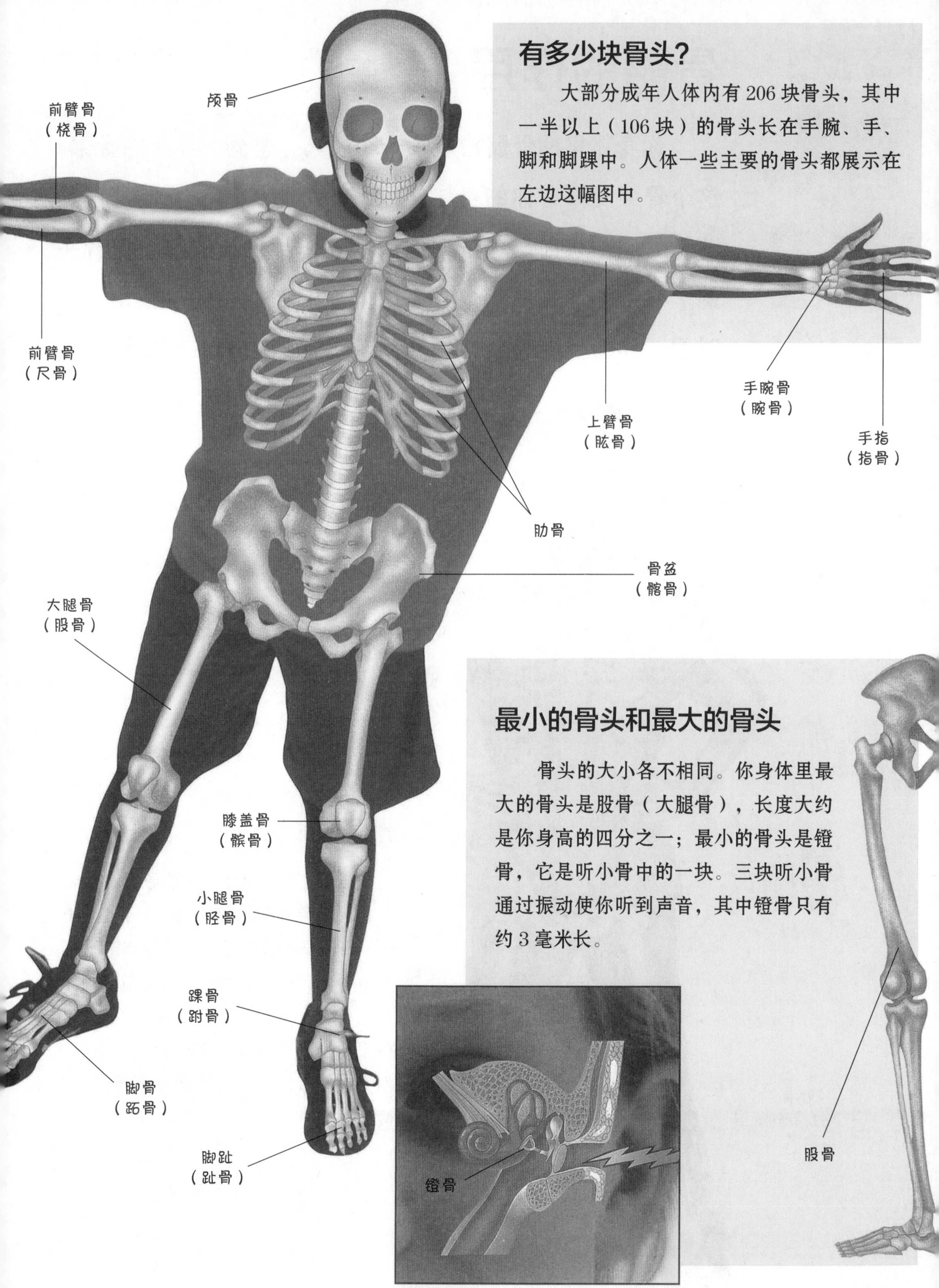

上臂骨
(肱骨)

手腕骨
(腕骨)

手指
(指骨)

肋骨

骨盆
(髂骨)

大腿骨
(股骨)

最小的骨头和最大的骨头

骨头的大小各不相同。你身体里最大的骨头是股骨 (大腿骨), 长度大约是你身高的四分之一; 最小的骨头是镫骨, 它是听小骨中的一块。三块听小骨通过振动使你听到声音, 其中镫骨只有约 3 毫米长。

膝盖骨
(髌骨)

小腿骨
(胫骨)

踝骨
(跗骨)

脚骨
(距骨)

脚趾
(趾骨)

镫骨

股骨

5

骨骼的作用

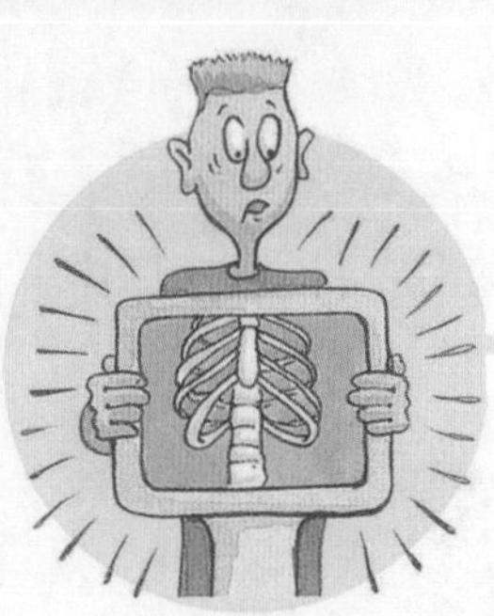

你身体里的骨骼构成了一个轻巧、坚固、灵活的骨架。这个骨架支撑着你的身体组织，保护着你的重要器官。你的骨骼还和肌肉一起帮助你活动。你身体里的每一块骨头的形状都不同，功能也各不相同。例如，在你弯腰捡书的时候，你的腿骨起着杠杆作用，手部的小骨头则帮助你抓住这本书。

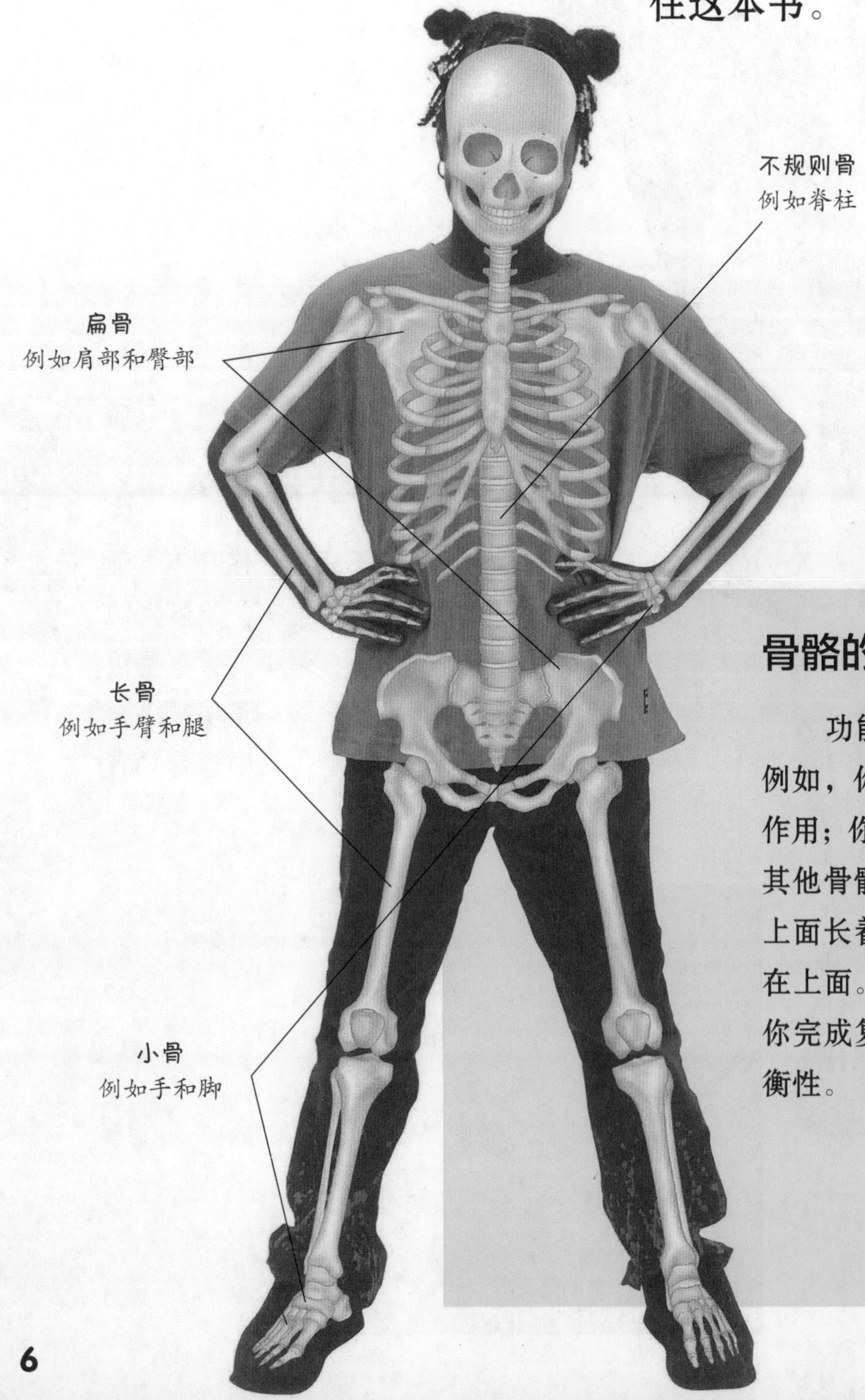

不规则骨
例如脊柱

扁骨
例如肩部和臀部

长骨
例如手臂和腿

小骨
例如手和脚

骨骼的形状

功能相似的骨骼，往往形状也相似。例如，你手臂和腿部的长骨起着杠杆的作用；你臀部和肩部的扁骨能锚定肌肉。其他骨骼，比如脊椎骨，形状不规则，上面长着一些小"节"，便于肌肉附着在上面。你手和脚里有小骨，能够帮助你完成复杂动作，保持身体灵活性、平衡性。

骨骼的活动

骨骼无法弯曲，不过关节可以让它们活动起来。肌肉连在骨骼上，当肌肉收缩（变短）时，骨骼会被拉开或拉近。有些骨骼会像铰链那样活动，还有一些骨骼会前后活动或旋转活动。

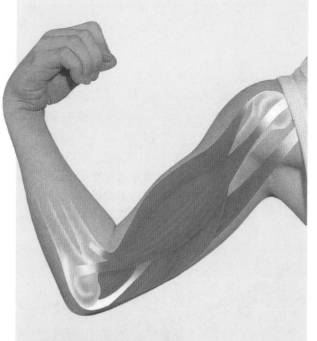

骨骼的保护作用

你的骨骼支撑和保护着你的身体。颅骨保护着脑，构成了你的脸形；肋骨和骨盆包围着体内很多重要器官，形成了一个保护笼。

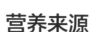

营养来源

对人体来说，骨骼还是一些重要营养物质的来源。钙就储藏在骨骼里，需要的时候会被释放出来。骨骼有骨髓，骨髓能产生体内大部分血细胞。

骨骼的名称

很多骨骼有俗称，所有的骨骼都有学名。例如，肩胛骨常被称做"琵琶骨"，锁骨常被称做"美人骨"。注意，"笑骨"根本不是骨头（也不好笑），而是肘部外侧的一根神经。

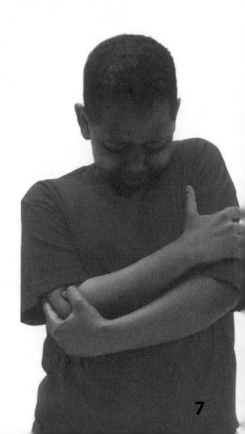

骨头里面有什么

虽然骨头的形状大小各不相同，可它们都有相同的基本结构。骨头并不完全坚硬，而是像蜂窝一样密布空隙，因而质量更轻。人的骨头由水、矿物质和蛋白质组成。矿物质使你的骨头坚固，蛋白质使你的骨头有弹性。骨头是一个不断破坏再重组的活组织。

考古学家们通过研究年代久远的尸骨，可以推测出古人的饮食习惯和死亡年龄。

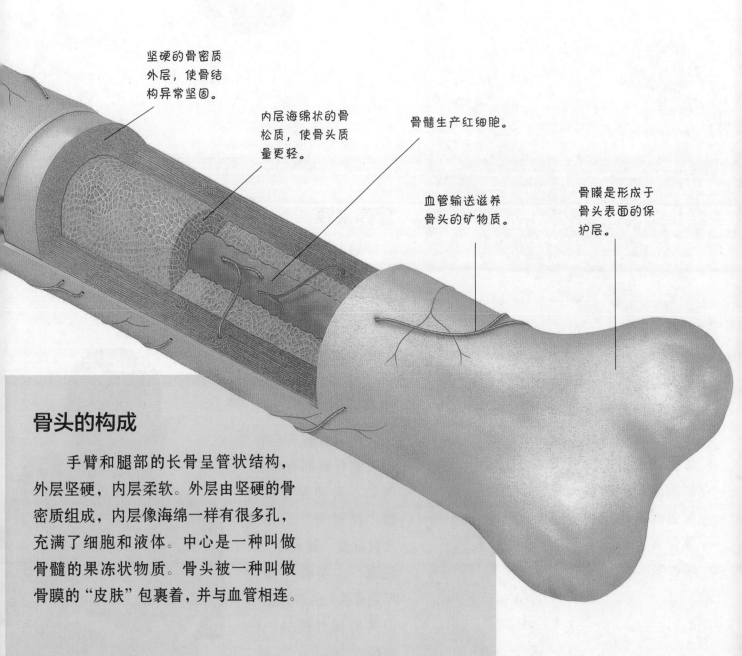

坚硬的骨密质外层，使骨结构异常坚固。

内层海绵状的骨松质，使骨头质量更轻。

骨髓生产红细胞。

血管输送滋养骨头的矿物质。

骨膜是形成于骨头表面的保护层。

骨头的构成

手臂和腿部的长骨呈管状结构，外层坚硬，内层柔软。外层由坚硬的骨密质组成，内层像海绵一样有很多孔，充满了细胞和液体。中心是一种叫做骨髓的果冻状物质。骨头被一种叫做骨膜的"皮肤"包裹着，并与血管相连。

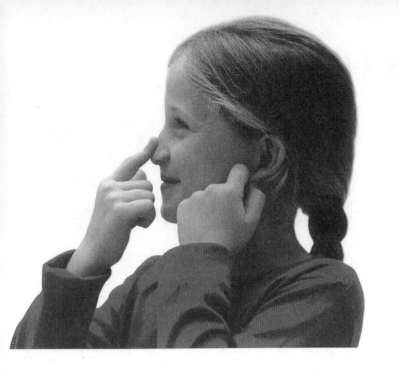

软 骨

人体骨架的有些部分由一种叫做软骨的弹性物质构成。软骨有三种，一种支撑起人体的某些部分，比如你的咽喉和耳廓；另一种是一层弹性组织，薄薄的，覆盖在骨头末端；第三种是骨头（如脊椎骨）之间的结缔组织。

对骨头有益的食物

骨头需要少量的维生素和矿物质等天然物质，才能保持坚固与健康。钙是一种矿物质，有助于骨头和牙齿保持坚固。婴幼儿在成长过程中需要钙来强壮他们的骨骼。钙可以从奶和奶制品中获取。健康多样的饮食会给身体提供所需的所有维生素和矿物质。

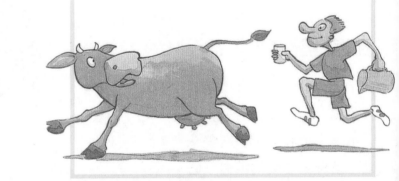

白血病

白血病是一种侵袭血液的癌症。白血病患者长骨里的骨髓（见右图）会失去生产正常血细胞的能力，导致身体抵抗病毒和感染的能力下降。成人和孩子都可能患上白血病。白血病的症状包括经常流鼻血，骨头和关节疼痛，总是感到疲劳。采用放射疗法、输血和骨髓移植等方法治疗可以缓解症状，甚至可能治愈。

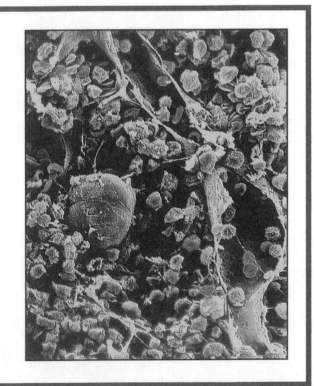

骨头之间有什么

骨头本身只能略微弯曲，而真正让你能走路、奔跑和跳舞的是连接骨头的关节。人体内有三种关节：不动关节、软骨关节和滑膜关节。肌肉跨过关节（如肘关节）与骨头相连，让关节活动。当肌肉收缩（变短）或放松时，你就能弯曲或伸直手臂了。

肘部等关节一旦使用过度就会肿胀，里面充满液体，形成我们常说的"学生肘"。

膝盖里面

你的膝关节是个滑膜关节，是大腿骨（股骨）、小腿骨（胫骨）和膝盖骨（髌骨）交会的地方。它是人体工作最繁重的"铰链"，也能从一侧略微旋转到另一侧。股骨和胫骨由韧带（纤维组织）连接，而髌骨由肌肉和肌腱固定在关节前方。脂肪组织和骨头之间的空隙（囊）充满了液体，这些液体含有营养物质，能防止活动时各部分间的摩擦。

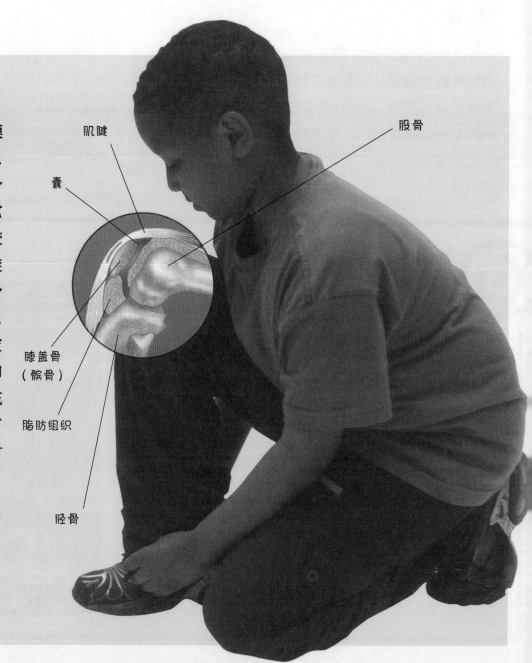

肌腱

囊

股骨

膝盖骨
（髌骨）

脂肪组织

胫骨

膝关节发炎

突然扭转或敲打膝盖，会拉扯膝关节里的韧带或肌腱，导致发炎或者撕裂。如果你过度使用膝盖，造成膝盖损伤或拉伤，会有过量的液体来润滑关节，使膝盖肿胀起来（见下图）。在锻炼之前做热身，拉伸腿部肌肉，有助于缓解开始运动时膝盖上的压力。

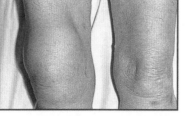

不动关节

不动关节很少活动或不能活动。你的头骨是由不动关节连接的，骨头的边缘呈锯齿状，像拼图一样拼合在一起，形成了保护脑的壳。其他不动关节存在于骨盆与脊柱的连接处，以及上侧肋骨与胸骨的连接处。

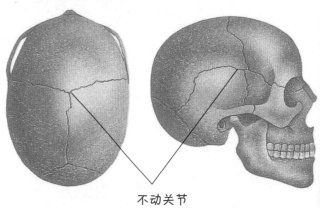

不动关节

软骨关节

软骨关节将你的肋骨与胸骨和脊柱连接在一起。在肋骨与胸骨、脊柱之间，由圆盘状或长条状的软骨隔开，这些软骨称为肋软骨。软骨关节很少活动。

胸骨

肋骨

脊柱
（椎骨）

肋软骨

滑膜关节

膝盖、手指、颈部和臀部的关节叫滑膜关节，相对于身体里的其他关节，它们能够更加自由地活动。韧带是一种强韧的带状结构，在肌肉拉动骨头的时候将其连接在一起。骨头的末端覆盖着光滑的软骨，所以能顺畅地活动。滑膜关节里有一种叫做滑膜液的液体，能润滑活动部分，就像给自行车用的润滑油一样。

坚持锻炼

关节需要经常活动才能保持灵活。如果你有一只手臂或一条腿长时间不动，你很快就会发现，这些关节开始变得僵硬起来。想解决这种问题就得经常锻炼。记住，仔细的热身，从强度较低的动作做起。等你变得更健壮时，你会知道自己能做到什么程度！

自由地活动

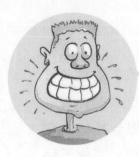

下巴是我们体内最强力的铰链关节之一，让你能咀嚼坚硬的太妃糖等食物。

身体里的滑膜关节使手臂、腿和其他身体部分能完成特定的动作。膝盖和手指中的铰链关节能够实现一种前后运动；颈部的环枢关节能实现一种旋转运动；臀部和肩部的球窝关节能让四肢向多个方向自由活动。当肌肉拉动骨头时，韧带依然将这些关节连结在一起。

运动损伤

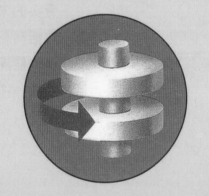

关节损伤可能会发生于比赛最激烈的时候。这个时候，运动员容易发生碰撞或肢体扭转错位。如果连接骨头的韧带被撕裂或拉伤，你就会扭伤膝盖、手腕或脚踝。这些损伤，多数时候不需要任何治疗也能好转。你只要让关节休息几天，用冰敷一敷，用绷带包扎，就有助于减轻不适与肿胀。

滑膜关节

滑膜关节可根据它们的工作方式分类，每一类能实现一种特定的运动。在每种类型的关节中，骨头的末端都有特定的形状和连接方式，保证骨头能向某个方向顺畅活动。

环枢关节

颈部的环枢关节，能够让你的头左右转动。在环枢关节中，一根骨头的骨钉穿过另一根骨头的空心环，这样骨头就可以绕着骨钉旋转了。

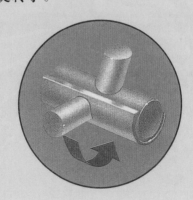

铰链关节

你手指、脚趾和膝盖中的铰链关节能让骨头做前后运动，不过活动范围有限。肘部既有铰链关节，又有环枢关节。

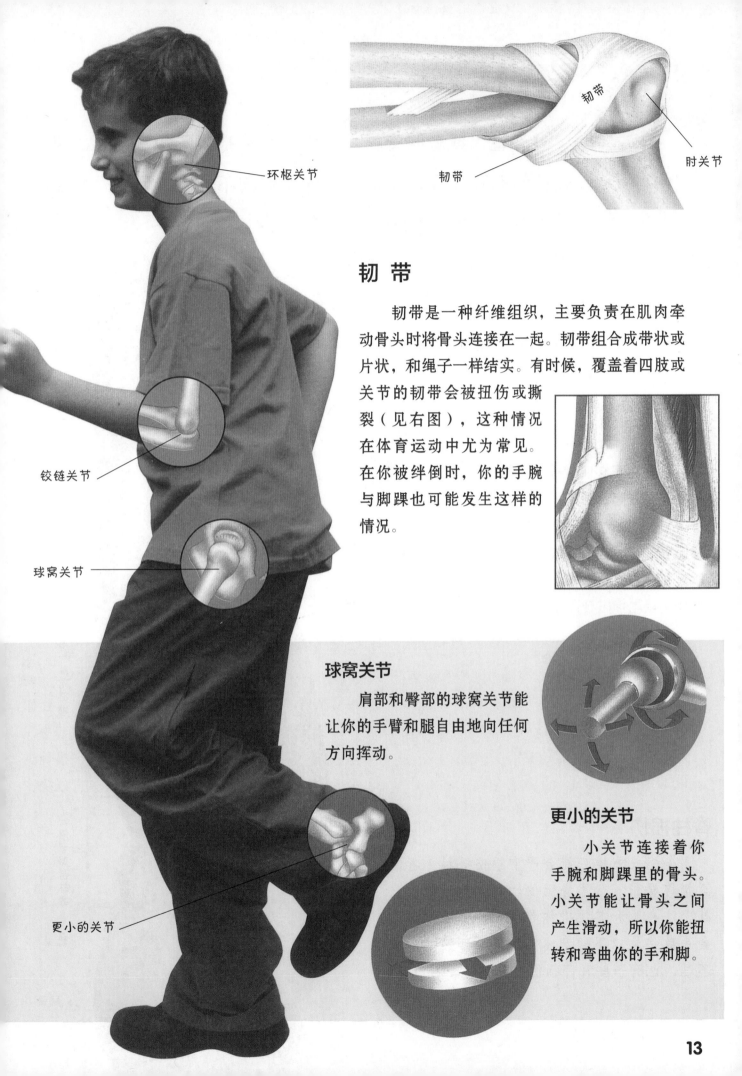

环枢关节

韧带

韧带

肘关节

韧 带

韧带是一种纤维组织，主要负责在肌肉牵动骨头时将骨头连接在一起。韧带组合成带状或片状，和绳子一样结实。有时候，覆盖着四肢或关节的韧带会被扭伤或撕裂（见右图），这种情况在体育运动中尤为常见。在你被绊倒时，你的手腕与脚踝也可能发生这样的情况。

铰链关节

球窝关节

更小的关节

球窝关节

肩部和臀部的球窝关节能让你的手臂和腿自由地向任何方向挥动。

更小的关节

小关节连接着你手腕和脚踝里的骨头。小关节能让骨头之间产生滑动，所以你能扭转和弯曲你的手和脚。

脊柱

脊柱，或者叫脊椎，为你的身体提供了中央支撑。脊柱使你能够挺直站立，也使你能够向不同方向弯曲。脊髓呈前后稍扁的圆柱体，连接脑和身体其他部分，从脊椎骨的孔中穿过。脊柱能够防止你的脊髓受到损伤。

脊柱广泛参与了身体各种活动，背部受过伤的人都明白！

脊柱构成

脊柱由很多叫做椎骨的楔形骨组成，这些骨头结合在一起，形成了一根长长的骨柱。脊柱共有 26 块椎骨：颈部有 7 块，上背部有 12 块，下背部有 5 块。还有 2 块骨头在脊柱的底部，称为骶骨和尾骨。骶骨由 5 块骶椎融合而成，尾骨由另外 4 块尾椎融合而成。

脊柱损伤

车祸或重摔可能会严重损伤脊柱，甚至损坏脊髓。如果脊髓被切断，神经信号就无法在脑和其他身体部分之间传递，这会导致伤处以下的身体部分或全部瘫痪。不过，也有一些背部损伤不会损坏脊髓。

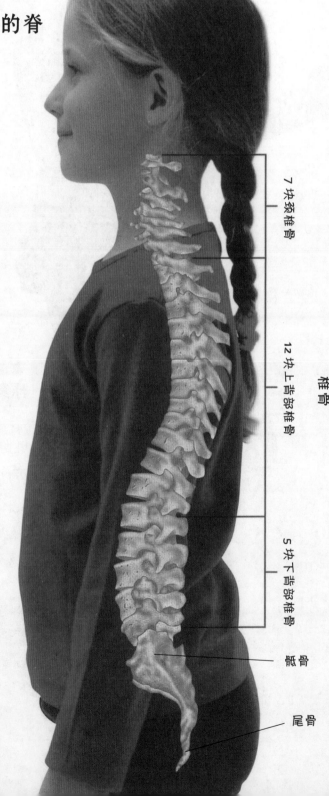

7 块颈椎骨

12 块上背部椎骨

椎骨

5 块下背部椎骨

骶骨

尾骨

脊柱的组成

椎骨的形状独特，上面有很多突起，能同时做几种不同的工作。椎骨排列成一条骨链，中间的椎间孔形成了椎管，供脊髓穿过。椎骨之间有圆盘形的胶状软骨（椎间盘），起到缓冲器的作用，防止椎骨间相互摩擦。骨钉锚定了肌肉，让背可以伸屈。

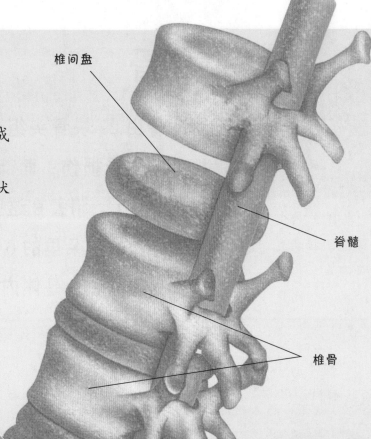

椎间盘

脊髓

椎骨

椎骨

椎骨

椎间盘突出

椎间盘突出

不当的弯腰或提重物，可能引起疼痛，称为椎间盘突出。椎骨间的椎间盘受力不均，使其中心变形突出，有可能压迫到附近的神经，造成剧烈疼痛。

良好的姿势

在你站、坐、走和负重时，要尽可能地挺直脊柱，这样有助于预防背部疾病。脊柱有着自然的弯曲，有助于支撑身体重量。驼背会导致脊柱不正常地弯曲，让韧带绷紧，久而久之会使椎间盘变形。

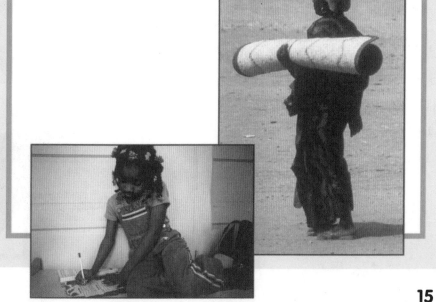

头 骨

头骨由 29 块骨头组成。顶部的 8 块骨头（头盖骨）保护着脑不受损伤；面部的 15 块骨头保护着感官（如眼睛和鼻子等），附着在这些骨头上的肌肉使我们能够微笑、说话和进食；耳朵里的 6 块骨头能将声波振动传至鼓膜。包裹着耳朵的颞骨是体内最坚硬的骨头之一，保护着耳朵里的微小器官。

人体内最小的骨头是中耳里的镫骨，大约有一粒米的大小，能将声音传到内耳。

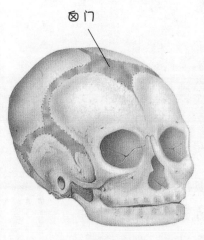

囟门

婴儿头骨

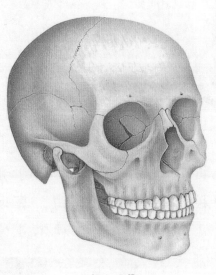

成人头骨

头骨的生长

婴儿头骨的骨头之间存在间隙，称为囟门或"软点"。囟门使胎儿的头骨具有弹性，有助于他们顺利通过母亲狭窄的产道。囟门外覆盖着一层坚韧的膜，保护着婴儿的脑。当婴儿长到约 18 个月大的时候，头骨的骨头会闭合到一起。

失去意识

头骨虽能够保护脑不受碰撞，但异常猛烈的打击仍能损坏头骨与脑。如果你头部受了重伤，尤其是感到恶心或头晕时，应该及时就医。如果你遇到一个头部遭受重击并失去意识的人，不要移动他，避免给他的颈部或脊柱带来进一步损伤。你应该想办法使他维持体温，并立即叫救护车。

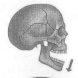
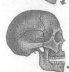

下巴的活动

　　下颌骨是你头骨中唯一能活动的关节，它由强力的铰链关节连接到固定不动的上颌。下颌可以自由地上下活动，让你能张大嘴巴也能用力咬合。下颌还能稍微左右移动，使你能充分咀嚼食物。

戴头盔

　　皮划艇运动员、攀岩者和骑行者都会带上头盔来保护头部。现代头盔舒适又轻便。当你骑自行车，或者进行某项可能因摔倒导致头部受伤的运动时，务必戴上你的头盔。如果你的头盔受到了重击，你应该及时更换。

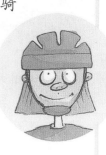

脑 壳

　　除下颌骨之外，成人头部的所有骨头形成了一个刚性结构。这些骨头在童年时闭合（长到一起），形成了一种坚固的锯齿状关节，叫做骨缝。

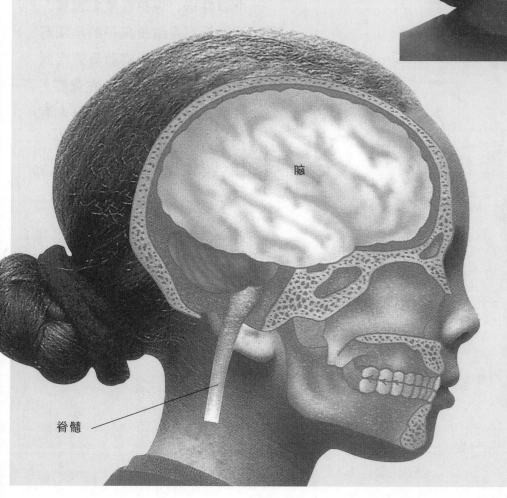

脑

脊髓

面部骨骼

　　构成面部支撑的骨头在骨缝处相连。眼睛被形成眼窝的骨头保护着。两块小骨头构成了鼻梁，鼻尖由软骨支撑。耳的微小骨头位于头内，它们在那里完成精妙的活动，帮助你听见声音和保持平衡。

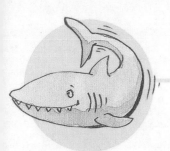

躯 干

身体躯干（或核心）的骨骼包括肋骨、脊柱、骨盆和胯骨。肋骨向前弯曲交会，形成一个"骨笼"，保护着心脏、肝和肺。肋骨也可以活动，以便人体能吸入维持生命的氧。骨盆形成环状，保护着膀胱、肠道和其他重要器官。髋关节是人体内最大的球窝关节，让腿可以大范围地活动。

不是所有的动物都有硬骨架。鲨鱼的骨架由软骨组成，坚韧且易于弯曲。

胸 腔

胸腔是由弯曲的肋骨围成的一个弹性罩，保护着重要器官。每根肋骨都是细长扁平的半圆形骨头。胸前的软骨将肋骨连接到胸骨，使胸腔具有弹性。在背部，肋骨则连接着脊柱。大部分人有12 对肋骨。

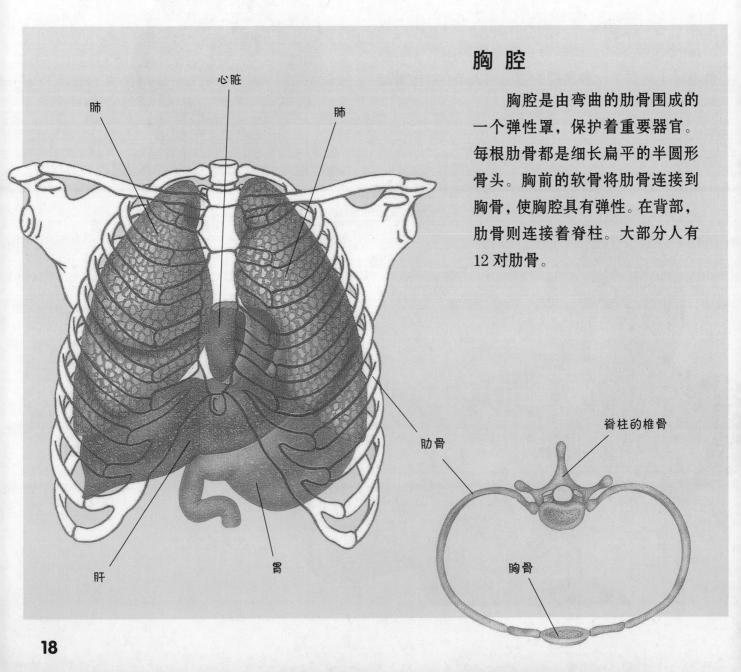

心脏

肺

肺

肋骨

脊柱的椎骨

肝

胃

胸骨

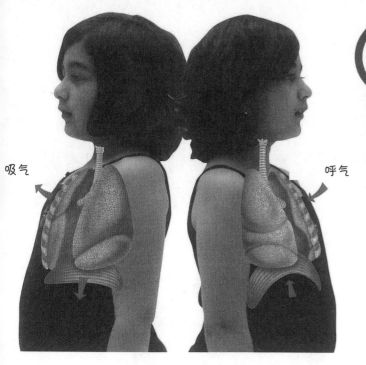

吸气　　　　　　　　　　　呼气

吸气和呼气

肋骨之间附有肌肉，胸腔底部还有一大片肌肉——膈肌，这些肌肉帮你呼吸。当你吸气时，肌肉紧绷，向上和向外拉动肋骨，使胸腔变大，让肺扩张来装满空气；当肌肉放松时，肋骨向下和向内收缩，挤出废气。

髋关节

髋关节位于大腿骨（股骨）和骨盆之间。股骨上端插入骨盆上的杯形部位，形成了一个球窝关节，能够向各个方向运动。有些孩子生来就髋骨窝过浅，股骨的球端不能保持在窝里，这被称做"先天性脱臼"。有时，老年人的关节会变得很脆弱，容易断裂。在这种情况下，可以用金属球和人造塑料杯状窝（见下图）来代替关节。

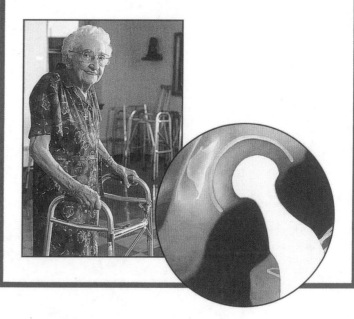

尾骨

经过数百万年，人类从猿进化而来。专家认为，原来帮助我们的远祖在树林间摆荡的尾巴进化成了我们现在的尾骨，就是脊柱底部的一些微小骨头。如果你跌坐损伤到尾骨，会觉得非常疼，不过造成永久性损伤的可能性很小。

女性骨盆

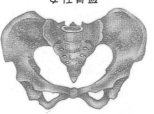

男性骨盆

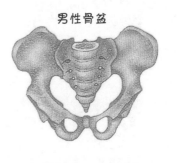

骨盆

骨盆有助于将上身的重量转移到腿上，在走路和奔跑时，让双腿能平衡并承担身体的重量。男性骨盆的形状与女性稍有不同，男性骨盆高且窄，而女性骨盆更宽，有利于婴儿出生。

肩、臂与手

手臂中的长骨使你能伸手够到远处的物体。肩、肘、腕和手指的关节能帮助你的手臂自由地活动。从肩到指尖，手臂的结构令人惊叹。它能完成抓握和推拉，还能进行像绘画和搭建模型这样精巧的工作。

因为关节的排列不同，你的手臂比腿能更自由地活动。你能够握紧像标枪这样的物品，还能将它们扔出很远。

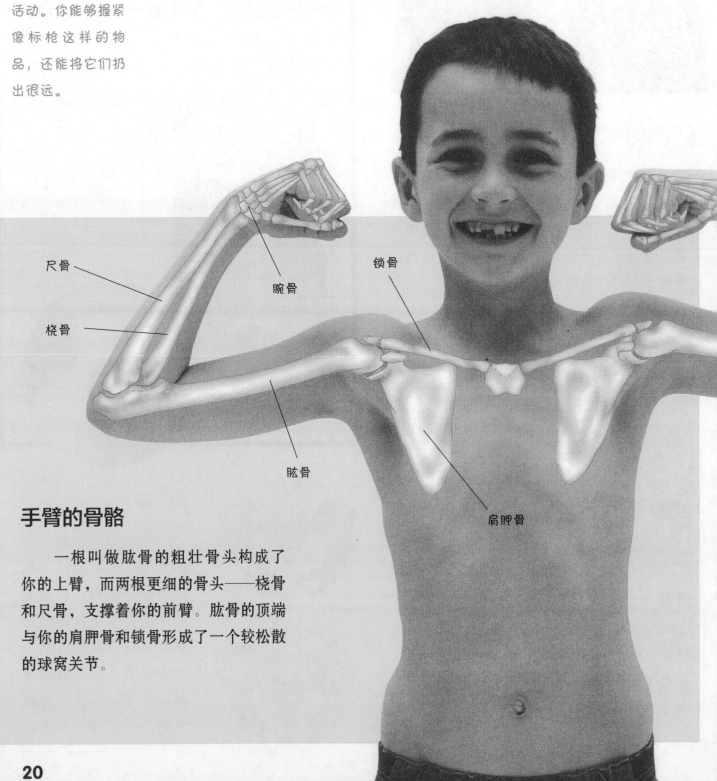

尺骨

桡骨

腕骨

锁骨

肱骨

肩胛骨

手臂的骨骼

一根叫做肱骨的粗壮骨头构成了你的上臂，而两根更细的骨头——桡骨和尺骨，支撑着你的前臂。肱骨的顶端与你的肩胛骨和锁骨形成了一个较松散的球窝关节。

重复性劳损

由于人们重复做某些动作而导致的疼痛，称为重复性劳损（RSI）。这种病症常见于工厂工人或常使用电脑办公的职员。如果你进行某些运动，如打网球或羽毛球时，过度使用某一只手臂，也可能损伤肩、肘或腕关节。有规律地休息，做些伸展运动能缓解关节的僵硬。

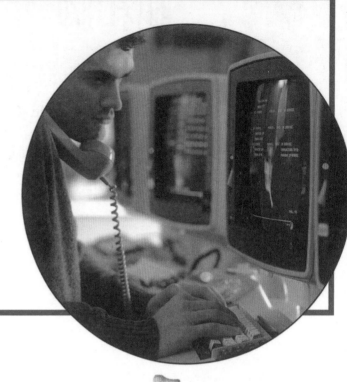

手 骨

你的手相当小，却由27块骨头构成。腕部的8块小骨头构成了非常灵活的腕关节，5块掌骨从腕部呈扇形展开，支撑着手指。每根手指有3块骨头，而大拇指只有2块。这种复杂结构使你能够完成很多种动作，比如写字或弹钢琴。

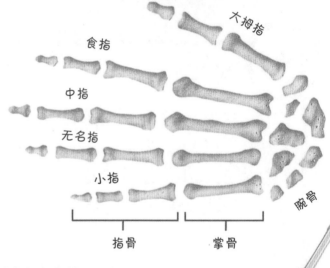

大拇指

食指

中指

无名指

小指

腕骨

指骨　　掌骨

精细动作

人类是能用大拇指依次触碰每根手指的少数物种之一。这个特殊的动作使你能拉绳子、握锤子和拎重物，还能完成各种精细的动作，从系鞋带到穿针引线，从写字到使用刀叉和拧开瓶盖。

肘关节

你的手臂有三根坚硬的长骨，它们在肘部连接起来。肘关节使你的手臂能够转动和弯曲。

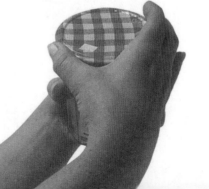

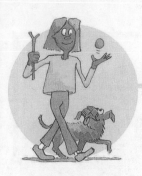

腿和脚

腿和脚的骨头和关节坚固又强壮，以支撑你身体的重量。它们也足够灵活，让你完成下蹲、跳远和单脚跳等各种动作。你站立和行走时要利用足骨，如果没有所有足骨的配合，你就不可能保持平衡。

用两条腿直立行走，能让你看清周围的环境。绝大多数哺乳动物用四肢行走。

烟与酒

吸烟和过量饮酒会影响身体的骨密度。吸烟会降低骨细胞中钙的含量。骨密度减小，或者说骨质疏松，会使骨头在摔倒时更容易折断、碎裂。

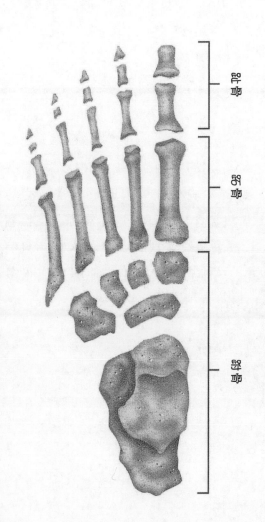

趾骨

跖骨

跗骨

新鞋子好磨脚！

鞋子不舒适或者太紧，会损伤你的脚。在跑步或做其他运动时，穿着合适的鞋子能避免脚起水泡和扭伤。

足 骨

你的每只脚都有26块骨头，它们的排列和手骨一样，但足骨更宽、更坚固，所以能够承受你的体重。5块长骨从踝呈扇形展开，构成脚掌。与它们相连的是趾骨，共有14块：大脚趾有2块，其余每个脚趾有3块。7块踝骨构成了灵活的踝关节，将脚与小腿骨相连。

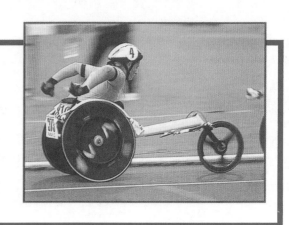

如果背伤损坏了脊髓，就有可能导致瘫痪。轮椅能够帮助（伤残）失能人士移动，轮椅竞速（见右图）有助于保持失能人士（伤残）骨头和肌肉的健康。如今，很多轮椅使用者会参加这种国际体育赛事。

腿与脚

腿和手臂一样，也有 3 块主要的骨。股骨，或者说大腿骨，是人体内最粗、最重的骨头，它在髋关节处连接着骨盆，在膝关节处连接着小腿。两根细一点儿的骨头，胫骨和腓骨，从膝盖延伸到脚踝。坚固的胫骨和细一些的腓骨（小腿骨）与脚踝相连接。脚踝以下的跗骨弯成弓形，帮助你在奔跑时向前跃进。脚跖骨和脚趾骨则帮你在移动时分散和平衡体重。

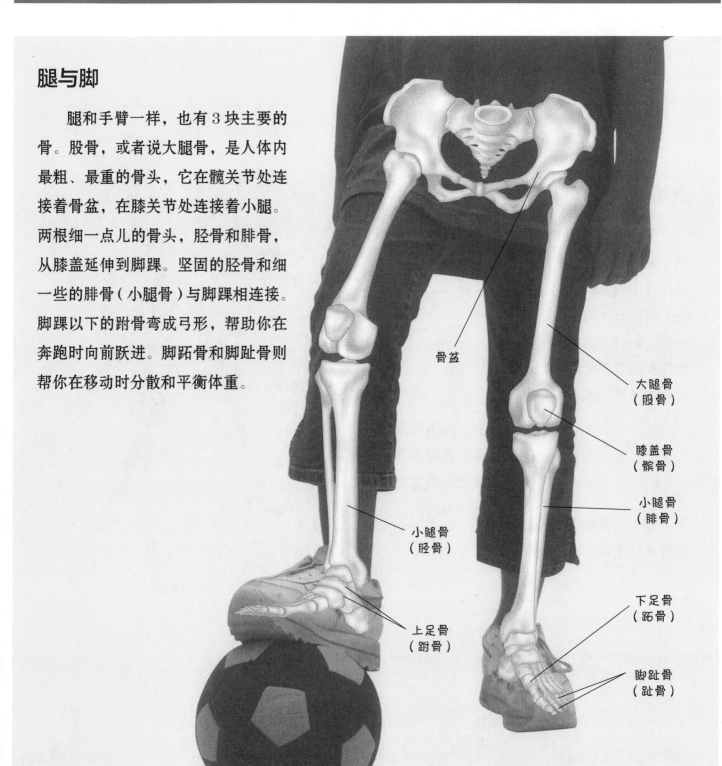

骨盆

大腿骨
（股骨）

膝盖骨
（髌骨）

小腿骨
（腓骨）

小腿骨
（胫骨）

下足骨
（跗骨）

上足骨
（跖骨）

脚趾骨
（趾骨）

生长与衰老

新生儿的体重通常为 3-4 千克。到了 12 岁的时候，儿童的体重通常比出生时增加 10 倍左右。随着骨头的生长，你的整个身体会发生巨大变化，尤其是手臂和腿。孩子在 10-16 岁之间长得最多。

婴幼儿在最初的几年里长得非常快。大部分婴儿在 5 个月大时，体重就能达到出生时的 2 倍！

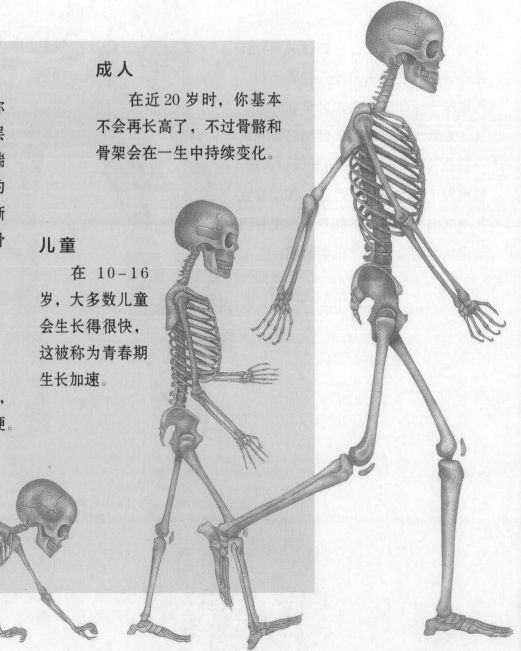

骨头的生长

刚出生的时候，你的骨头很有弹性，有一层软骨将你四肢长骨的末端与主干分开。随着年龄的增长，软骨层生长并渐渐与骨头的各部分融合，骨头就这样越来越长。

婴儿

婴儿在约 8 周大时，骨骼开始变得结实、坚硬。

成人

在近 20 岁时，你基本不会再长高了，不过骨骼和骨架会在一生中持续变化。

儿童

在 10-16 岁，大多数儿童会生长得很快，这被称为青春期生长加速。

生长比例

婴儿的头占了身体很大的比例。刚出生的婴儿，头部占总身高的四分之一左右。童年期间，身体其他部分快速生长，"奋力追赶"。先是躯干"冲刺般"生长，接着是手臂，最后是双腿。成人头仅占总身高的八分之一左右。每个人的生长速度都略有不同，大部分女孩比男孩生长得更快。如果你比你的朋友矮或是高，不用过分担心。

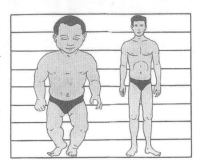

关节炎

关节炎是一种由关节发炎引起的疾病。骨关节炎在老年人身上很常见，原因主要是髋、膝等关节的磨损和撕裂。成人和儿童有时也可能会患上类风湿性关节炎（见下图），影响手部等小关节，导致疼痛和僵硬。治疗能帮助病人缓解不适。

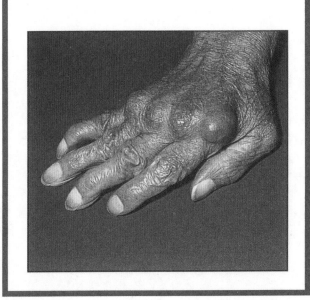

保持骨头坚固

年轻人的骨头是坚固而柔韧的。随着年龄增长，骨头会逐渐变脆，更容易发生骨折。这是因为骨组织被破坏的速度比它更新的速度更快（见下图）。含足够钙的健康食谱有助于维护骨组织。每周锻炼，比如慢跑、田径或踢球，也有助于保持骨骼健康。

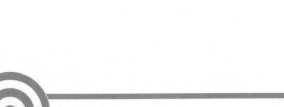

健康的骨头

变薄的骨头

再生骨

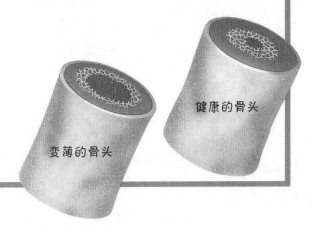

幸运的是，大多数骨折都能自行痊愈，或多或少恢复到伤前的状态。如果骨头不能自行痊愈，可以通过骨移植修复，或者通过电流刺激骨骼生长的特殊疗法治疗。年轻人骨折往往痊愈得更快，因为他们的骨头仍在生长。

修复断裂的骨头

骨头非常坚固，经久耐用，可如果受到重击，或者超出限度地弯曲或扭转，它们就会断裂。不可思议的是，骨折通常能在大约 6 周内自行修复。严重骨折的骨头，在恢复过程中需要打石膏固定。在有些情况下，髋关节和膝关节的损伤甚至还可以用金属关节替代。当一块骨头发生多处断裂，医生会将几截断骨穿在一起或是钉在一起。

单纯性骨折

骨头断裂得很整齐，两截断骨大致保持在一条直线上。

骨折

骨头断裂称为骨折。有些骨折十分严重。青枝骨折和单纯性骨折没有复合性骨折严重，后者要花更长的时间才能痊愈。

青枝骨折

骨头的一侧像嫩绿细枝一样弯曲，而另一侧发生断裂。青枝骨折多见于儿童，因为他们的骨头比较柔韧。

复合性骨折

骨头猛地折断并脱离原来所在的位置，有的还会刺穿皮肤。

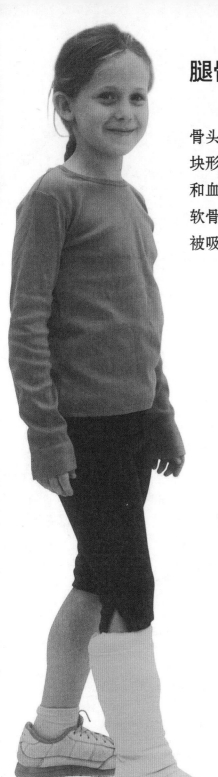

腿骨修复

断裂的骨头会分几个阶段自我痊愈。骨头中的血管被撕裂导致流血。接着，血凝块形成，阻止流血。然后，骨折处的骨细胞和血管跨过断处生长，连接断骨。之后形成软骨，并缓慢硬化成骨头。最后，瘢痕组织被吸收，骨头回到正常形状。

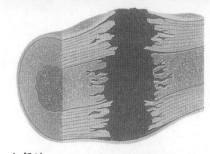

血凝块

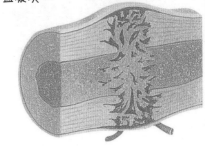

修复后的血管

痊愈的骨头

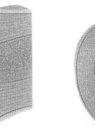

瘢痕组织

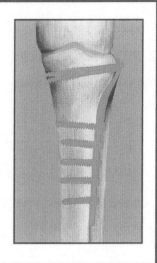

严重骨折

有时，骨折不能自行愈合。骨头有可能断裂成几截，除石膏外，还需要进行其他固定。为了能较好地愈合，医生会将几截断骨穿在一起或是钉在一起（见右图）。这些钉子通常会在骨折愈合后取出。

打石膏

固定好骨折处，才能使骨折部位恢复。如果有人折断了一只手臂或一条腿，很有可能要打石膏。在恢复过程中，也会用夹板和吊带来固定。

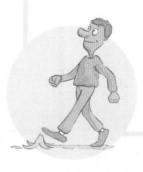

谨防意外

注意！走路时要看路，还要穿合脚的鞋子。穿高跟鞋或厚底鞋很容易扭伤或折断脚踝。

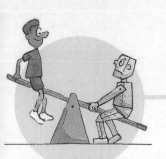

保持健康

骨骼和骨架对你全身的健康至关重要。除了支撑和保护柔软的组织外，它们还储存着重要的矿物质。骨髓能生成重要的血细胞，包括抵御疾病的白细胞。你应该健康饮食，经常锻炼，有问题及时检查，把你的骨头保护好。

如果不给机器人的零件添加润滑油，它就会生锈，不再运转。同样，人也需要通过健康饮食和经常锻炼来"润滑"关节。

骨科专家

家庭医生一般能够治疗扭伤等轻微的骨头问题，但有时你可能需要去找专门的骨科医生治疗，比如矫形外科专家（见下图），或者治疗关节疾病的风湿病专家。其他骨科从业者还包括整骨疗法专家和脊椎按摩师，他们擅长通过按摩和正骨的方法来治疗背和其他部位的骨骼问题。你还可以找理疗师来帮助你复健受损的肌肉和骨头。

充足的锻炼

骨头不会轻易磨损，但有时老年人，尤其是女性，容易患上骨质疏松，使他们的骨头变得无力而脆弱。预防这类疾病的最好方法之一就是每周至少锻炼四次。运动可以改善骨头的强度，降低骨质疏松的风险，让身体更健康。

强健的骨头

负重运动能使骨头产生更多细胞，变得更强健，从而适应肌肉的冲击和牵拉。负重运动包括走路、慢跑、踢球和跳舞等。试着每周做几次这样的运动吧！

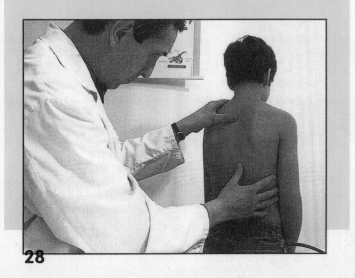

骨头所需的矿物质

有些食物能够提供骨头生长和修复所需要的矿物质和维生素等。富含钙和维生素D的食物对维持骨头健康很有利。鱼（如沙丁鱼）和乳制品（奶、酸奶和奶酪等）能够提供维生素D和钙。你还需要食用足够的新鲜水果和蔬菜、保持肌肉强健的高蛋白食物（如鸡蛋），以及食用提供能量的碳水化合物（如米饭或面食）。

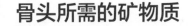

热身运动

在剧烈运动前，你应该做一些热身运动。伸展运动能帮助肌肉和关节顺畅地工作。在运动之后也应该做一些伸展运动，让自己平复下来。

合适的装备

一般的运动，如走路，不需要很多运动装备。然而，也有许多运动，需要你准备合适的装备，包括头盔、护膝、护肘和特殊的鞋或靴子。如果没有合适的装备，有些运动可能会让你受伤。头是最容易受伤的部位。请大家记住，一定要穿戴合适的装备。

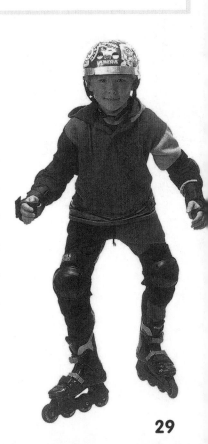

神奇的身体

所有陆地哺乳动物都具有和人类相似的身体骨架，有着头骨、长长的脊椎骨和四肢。海洋哺乳动物，例如鲸鱼和海豚等，则没有后肢。

身体的重量无时无刻不在挤压你的椎间盘。因此，你晚上的身高要比早晨矮。在你睡觉时，椎间盘会扩张，起床时，你又能恢复身高了！

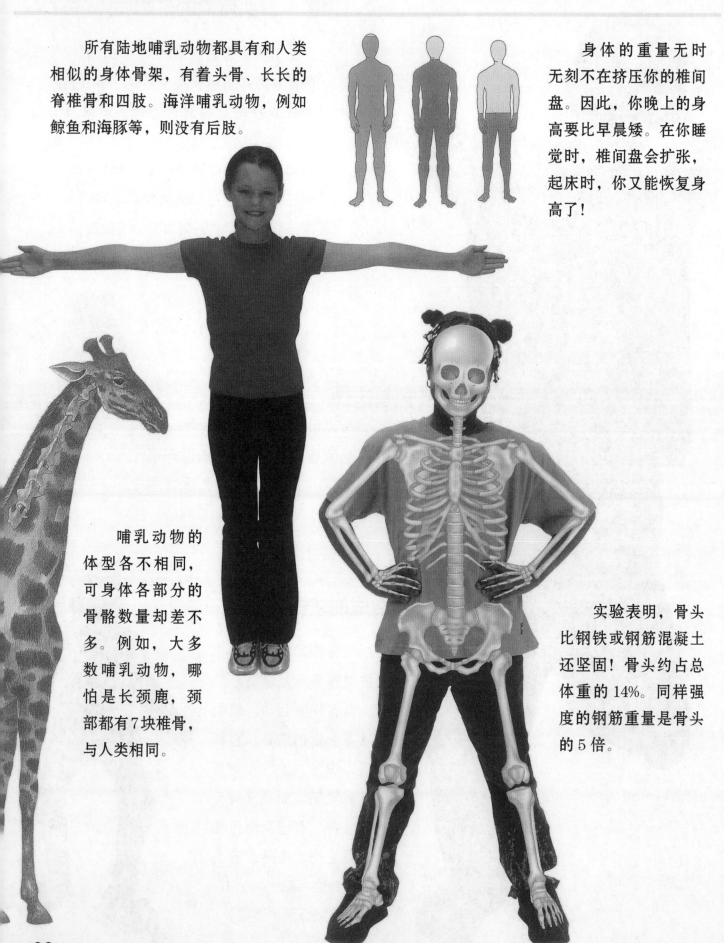

哺乳动物的体型各不相同，可身体各部分的骨骼数量却差不多。例如，大多数哺乳动物，哪怕是长颈鹿，颈部都有7块椎骨，与人类相同。

实验表明，骨头比钢铁或钢筋混凝土还坚固！骨头约占总体重的14%。同样强度的钢筋重量是骨头的5倍。

术语表

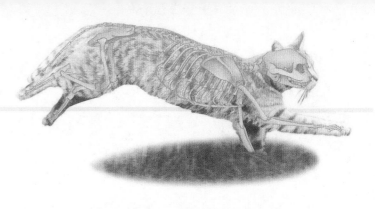

白血病：一种侵袭血液的癌症。

骨架：支撑人体的框架，主要由骨头组成。

骨松质：蜂窝状的骨头内层，其中的空隙，让骨头的重量很轻。

骨髓：骨头内部的海绵状物质。骨髓为身体存储矿物质，并生成血细胞。

关节：2块骨头的连接点。关节包括滑膜关节、不动关节和软骨关节。

骨折：骨头断裂。

肌腱：将肌肉附着在骨头上的长绳状组织。

脊髓：连接脑和人体其他部位的主要神经束，穿过椎骨的椎间孔。

脊柱：为身体提供中央支撑，主要由26块称为椎骨的楔形骨头组成。

骨密质：坚硬、光滑的骨头外层，使骨头的结构异常坚固。

韧带：坚韧的条带，在肌肉拉动骨头时，将关节中的各块骨头连接在一起。

软骨：胶状结缔组织，人体支撑的组成部分。

瘫痪：部分或全部身体失去知觉和肌肉力量。瘫痪通常由神经损伤引起。

椎骨：组成脊柱的小骨头，形状不规则，中空。

椎间盘：椎骨之间的圆盘形胶状软骨，防止椎骨之间相互摩擦。

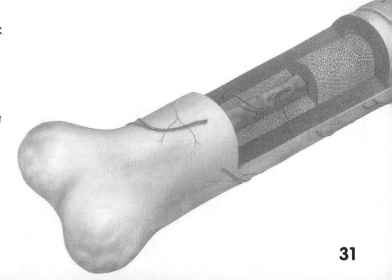

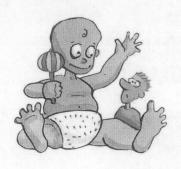

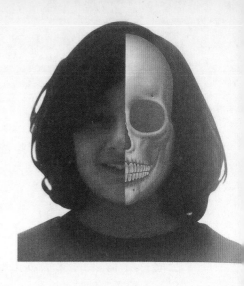

图书在版编目（CIP）数据

青少年身体认知和管理书：身体是如何工作的？.
骨骼系统 ／（英）珍·格林著；刘长江，刘思嘉译. --
北京：海豚出版社，2024.12
　　ISBN 978-7-5110-6846-0

　　Ⅰ．①青… Ⅱ．①珍… ②刘… ③刘… Ⅲ．①人体—
青少年读物 Ⅳ．①R32-49

中国国家版本馆CIP数据核字(2024)第077937号

版权登记号：01-2021-3241

My Healthy Body Skeleton
Copyright © Aladdin Books 2024
Written by Jen Green
Illustrated by Ben Hawkes
An Aladdin Book
Designed and directed by Aladdin Books Ltd.
PO Box 53987London SW15 2SF
England

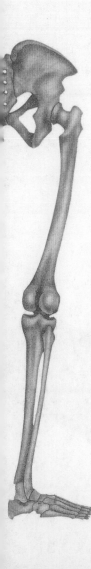

出 版 人：王 磊

项目策划：童立方·小行星
责任编辑：张国良
特约编辑：王 蓓　李静怡
装帧设计：李倩倩　方 舟
责任印制：于浩杰　蔡 丽
法律顾问：中咨律师事务所　殷斌律师

出　　版：海豚出版社
地　　址：北京市西城区百万庄大街24号
邮　　编：100037
电　　话：010-68325006（销售）010-68996147（总编室）
传　　真：010-68996147
印　　刷：河北彩和坊印刷有限公司
经　　销：全国新华书店及各大网络书店
开　　本：16开（889mm×1194mm）
印　　张：16
字　　数：100千
印　　数：1-4000
版　　次：2024年12月第1版　2024年12月第1次印刷
标准书号：ISBN 978-7-5110-6846-0
定　　价：148.00元（全8册）

青少年身体认知和管理书
身体是如何工作的？

皮肤系统

[英]珍·格林◎著

刘长江　张静芝◎译

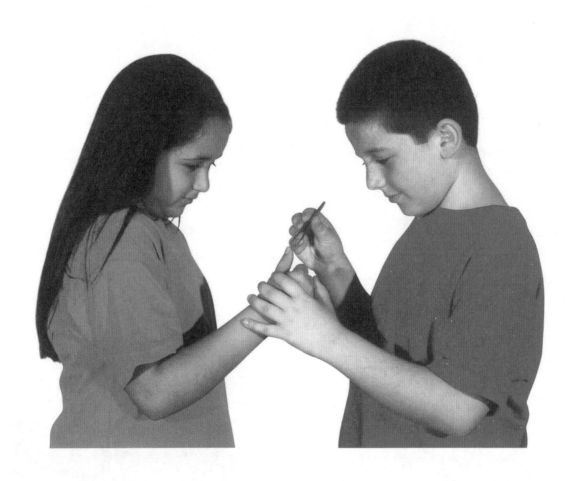

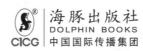
海豚出版社
DOLPHIN BOOKS
中国国际传播集团

目 录

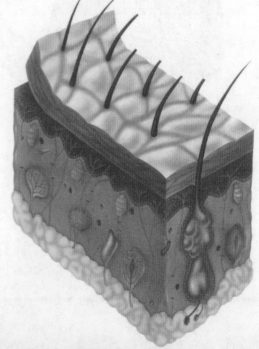

简 介

身体的哪个部分为你抵御病菌和伤害，让你在夏天能散热，在冬天能保温呢？你身上的哪个保护层既在不断变化，又保持不变呢？答案就是你神奇的皮肤。皮肤、毛发和指甲共同构成了皮肤系统。快来一起阅读这本书，了解这些身体部分的运行方式，并学着培养良好的卫生习惯，让它们保持洁净和健康吧。

诊断治疗

在本书的红色方框中，你可以了解到不同的病症，以及这些病症对人体可能造成的影响。

疾病预防

在本书的绿色方框中，你可以了解如何改善你的健康状况，让你的皮肤、毛发和指甲保持最佳状态。

工作中的身体

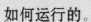

在本书的黄底背景区域内，你可以阅读相关说明，了解人体内部是如何运行的。

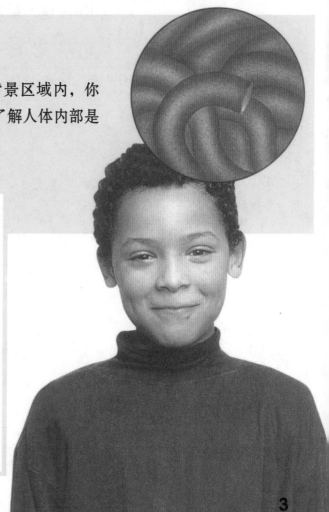

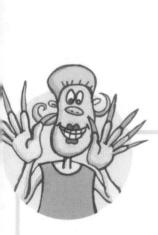

健康·小·贴士

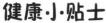

在本书的黄色方框中，你可以深入了解人体的不同部分及其运行方式，还可以在这里学习到保持身体健康的小窍门。

皮肤和毛发

皮肤形成了一个保护层，从头到脚包裹着你的全身。皮肤会呼吸，能防水，可清洗。皮肤受损后，还可以自我修复。人类的皮肤和毛发形成了一道坚固的屏障，不过，大多数动物的皮肤保护力更强，大多数哺乳动物身上覆盖着毛发。鸟类有浓密的羽毛"外套"，鱼类（见右图）和爬行动物有鳞状皮肤，昆虫有坚硬的外壳。

犀牛的皮肤是哺乳动物中最坚韧的。它的犄角看起来很凶猛，其实是由毛发紧密挤压而成的。

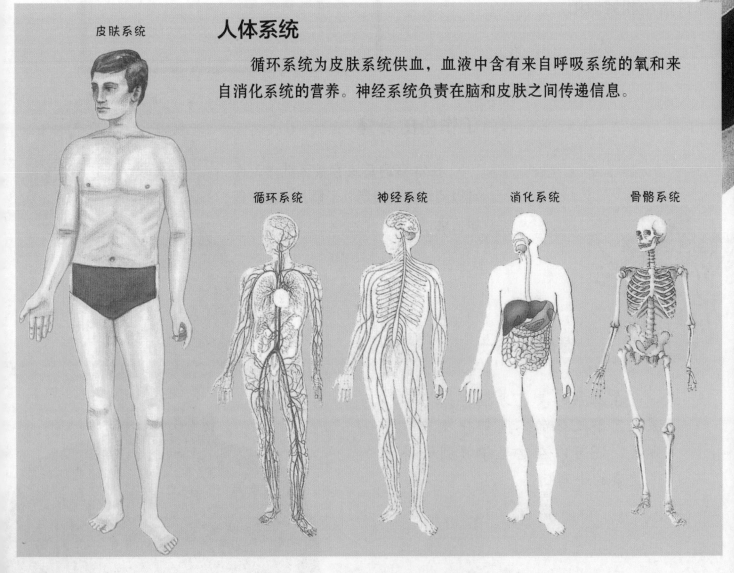

人体系统

循环系统为皮肤系统供血，血液中含有来自呼吸系统的氧和来自消化系统的营养。神经系统负责在脑和皮肤之间传递信息。

皮肤系统

循环系统　　神经系统　　消化系统　　骨骼系统

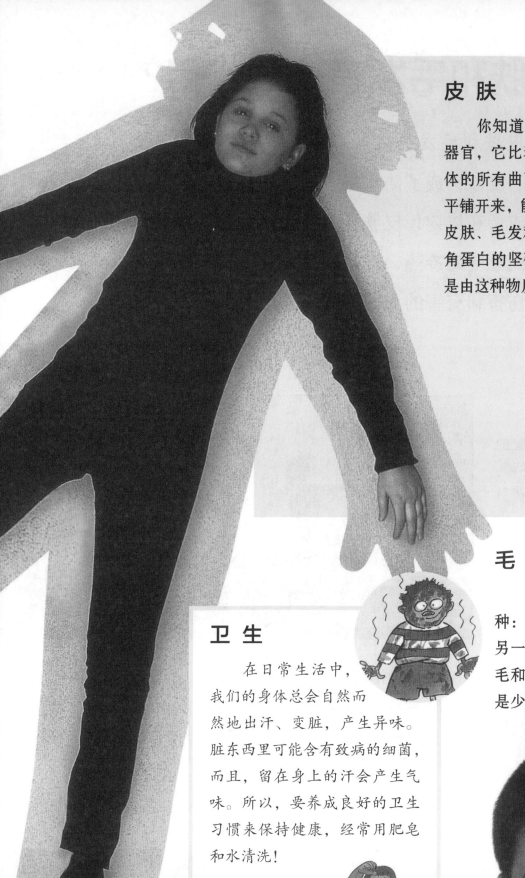

皮肤

你知道吗？皮肤是人体最大的器官，它比看上去还要大，覆盖身体的所有曲面和褶皱。如果将皮肤平铺开来，能有一张单人床那么大。皮肤、毛发和指甲都包含一种叫做角蛋白的坚硬物质。鸟爪和马蹄也是由这种物质构成的。

毛发

人体的毛发可以分为两种：一种是遍布全身的细毛；另一种是硬毛，比如头发、眉毛和眼睫毛等。手掌和脚底则是少数不长毛发的部位。

卫生

在日常生活中，我们的身体总会自然而然地出汗、变脏，产生异味。脏东西里可能含有致病的细菌，而且，留在身上的汗会产生气味。所以，要养成良好的卫生习惯来保持健康，经常用肥皂和水清洗！

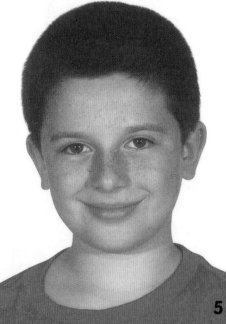

5

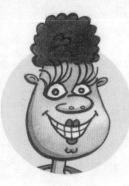

皮肤和毛发有什么作用?

眼睫毛可以阻挡灰尘，保护眼睛。眉毛则可以用来表达愉快、愤怒和惊讶。

皮肤和毛发有很多不同的功能，以维持身体的平稳运行。皮肤构成了防水层，隔开了外界，让体液和其他内部组成留在体内！皮肤还可以控制体温，提供触觉，所以我们能感受到冷热、疼痛和压力。皮肤和毛发可以抵御一定的伤害和有害的太阳光线。

指 甲

指甲能防止手指和脚趾的敏感部分被划伤。和毛发一样，它们也由坚硬的角蛋白构成。健康的指甲看起来是粉色的，这表明血液供应良好。

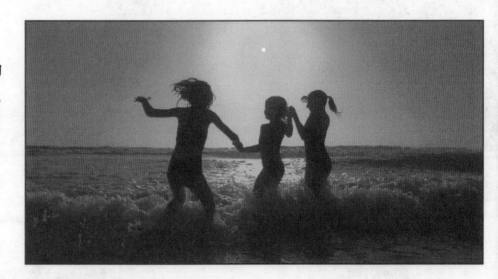

体温控制

皮肤对维持体温有关键作用，让我们的体温维持在37℃左右。天气炎热时，皮肤会泛红，通过流汗来散热；天气寒冷时，皮肤会泛白，通过颤抖来产生热量（见第10-11页）。毛发也有助于保温。

防水屏障

皮肤中的皮脂腺会产生油性皮脂，可以润滑皮肤，并使皮肤具备防水功能。皮肤也是保障身体内部器官不干透的屏障。

脏脏的指甲

污垢和病菌常常藏在指甲里。如果病菌进入口腔，就可能引起疾病。所以，要经常刷洗和修剪指甲，别让它们长得过长。

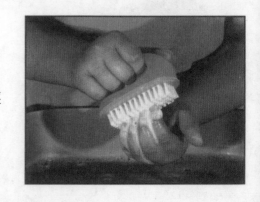

头发的用处

　　头发能在头部受到撞击时起缓冲作用。头发和颅骨一起，共同保护着脆弱的脑，抵御伤害。

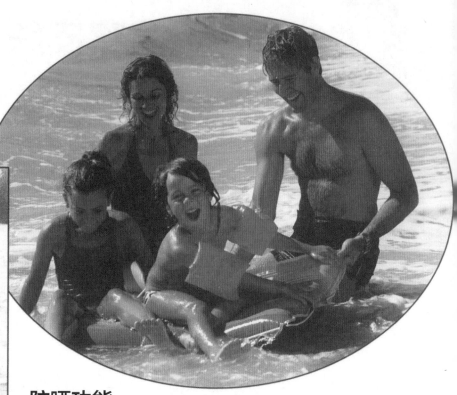

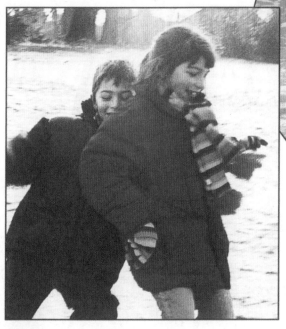

防晒功能

　　皮肤和毛发都能对太阳光中有害的紫外线（UV）起到一定的防护作用。但暴晒还是会使皮肤受损，所以，涂防晒霜是很重要的。

预防感染

　　皮肤是防止病菌入侵的第一道防线。病菌是指微小的细菌和病毒，它们处处都有，会引发感染。清洗能去除病菌和污垢。病菌会通过皮肤表面的伤口进入体内，所以，彻底清洁伤口非常重要（见第 14—15 页）。

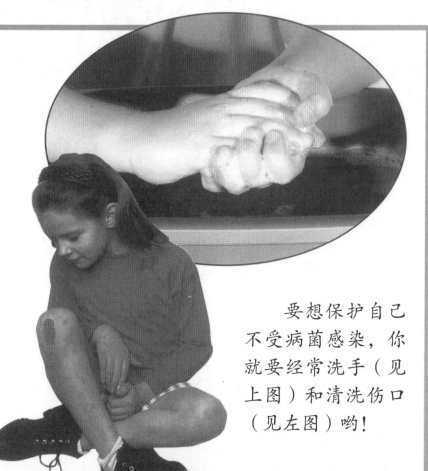

　　要想保护自己不受病菌感染，你就要经常洗手（见上图）和清洗伤口（见左图）哟！

7

近距离观察皮肤

你可能想不到，皮肤是人体中最复杂的器官之一。皮肤主要分为两层：上层为表皮，由一直在脱落的死皮细胞构成；下层为活细胞构成的真皮，含有血管、汗腺、神经以及长在毛囊中的毛发。皮肤下面是一层脂肪。

你每天四处走动时，身上会掉落数百万个死皮细胞。不用担心，死皮细胞会不断地被新细胞取代！

皮肤厚度

身体大部分皮肤的厚度都在 1 毫米左右，眼皮和嘴唇上的皮肤会更薄一些，大约只有0.5毫米厚。脚掌的皮肤最厚，因为脚底承受了许多磨损。

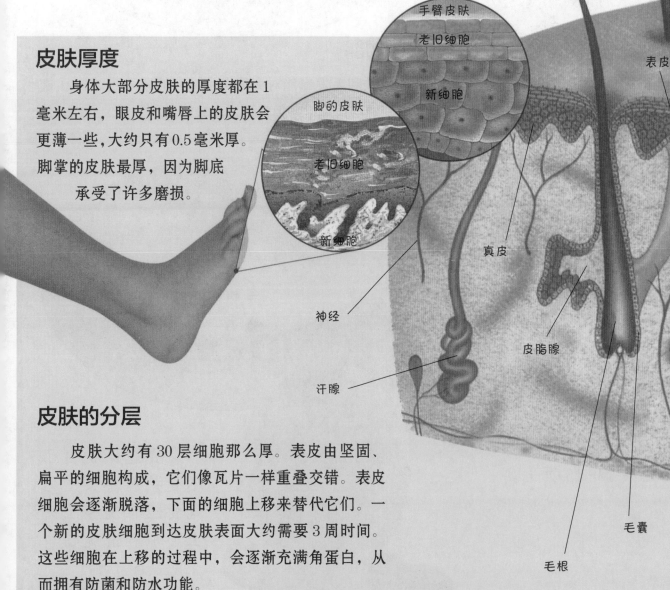

手臂皮肤
老旧细胞
新细胞

脚的皮肤
老旧细胞
新细胞

表皮

真皮

皮脂腺

神经

汗腺

毛囊

毛根

皮肤的分层

皮肤大约有30层细胞那么厚。表皮由坚固、扁平的细胞构成，它们像瓦片一样重叠交错。表皮细胞会逐渐脱落，下面的细胞上移来替代它们。一个新的皮肤细胞到达皮肤表面大约需要3周时间。这些细胞在上移的过程中，会逐渐充满角蛋白，从而拥有防菌和防水功能。

指 纹

　　指尖的指腹有凹凸的皮肤形成的纹路。如果你摸到一个光滑的表面，手指会在上面留下一个油印。世上没有两个完全一样的指纹，因此指纹可以用于搜查罪犯。对比一下你和朋友的指纹吧！

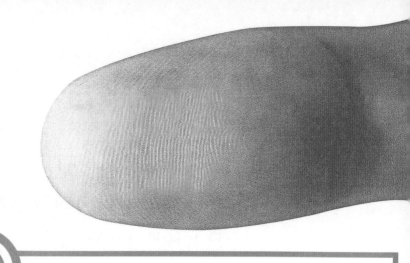

长 茧

　　如果某一小块皮肤总是被擦碰，它就会自我保护，变得更厚更硬。经常干粗活的工人们，手或脚（见左下图和右下图）都会长出坚硬的皮肤，称作老茧。经常光脚走路的人，脚底皮肤能长到5毫米厚。

血管

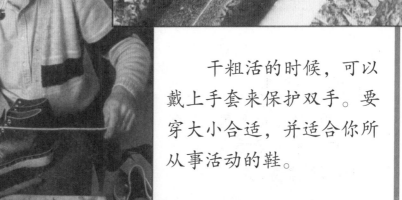

　　干粗活的时候，可以戴上手套来保护双手。要穿大小合适，并适合你所从事活动的鞋。

9

体温调节

在寒冷的天气里，肌肉会颤抖产生热量。和本书中描述的其他身体反应一样，颤抖是我们无法控制的。

人类和其他哺乳动物一样，属于恒温动物。无论外界环境如何，我们的身体都保持恒定的温度，约37℃。皮肤对维持体温有着关键的作用。应对炎热时，皮肤会出汗变红，以避免身体过热；寒冷时，身体会颤抖，起鸡皮疙瘩，以帮助身体保暖。

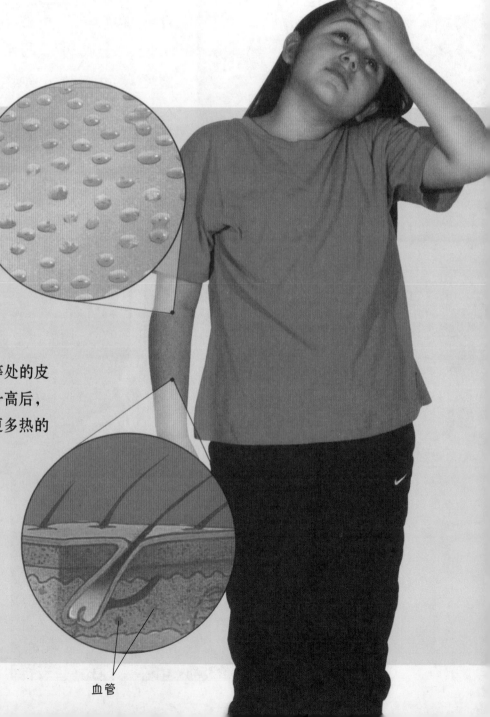

流 汗

在炎热的环境下，皮肤中的汗腺会排出汗液，并通过叫做毛孔的洞流出。汗蒸发时，可以为你降温。

散 热

当你身体过热时，脸颊等处的皮肤会发红。这是因为，体温升高后，皮肤中的血管就会扩张，让更多热的血液接近体表，以降温。

热量和汗毛

在炎热的天气里，全身的汗毛都会贴在皮肤上，有助于身体凉快下来。

血管

头发与保暖

头部所流失的身体热量远远多于身体其他部位。头上厚实的头发可以留住空气，减少热量损失。在寒冷的天气里，戴顶帽子有助于保暖哟。

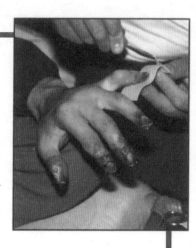

冻疮

当气温达到零下时，身体裸露部位的血管就会闭合，以减少血液流动，防止热量流失。可这会导致周围的组织被冻坏，产生冻疮。手指、脚趾和耳垂是最容易产生冻疮的部位。

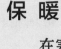

肌肉

保暖

在寒冷的天气里，皮肤内的血管会收缩，以减少靠近皮肤表面的血液流动。肌肉将我们的汗毛竖立起来，在皮肤附近留住一层空气，帮助我们保暖。

运动过后

运动使你发热、出汗，停止运动后一定要马上加件衣服，以防受凉。汗液干了之后容易产生异味，所以运动过后一定要洗得干干净净的，特别注意一些出汗较多的部位，比如腋窝、腹股沟和脚。

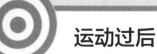

皮肤问题与过敏

长痘是一种常见的皮肤问题，影响着很多青少年和一些成年人。痘痘在十几岁时最容易爆发，因为这个时期体内的荷尔蒙发生变化，皮肤会变得特别多油。过了这一时期后，随着皮肤变得不那么爱出油，痘痘也就不再是困扰了。医生可以用药物来抑制痘痘。据说，有些食物和草药有利于抑制痘痘及其他皮肤问题。

痤 疮

痤疮是一片红点，常见于青少年群体。当毛囊（毛发生长的部位）被油脂和污垢堵塞时，痤疮就可能爆发。

皮肤过敏

很多物质都会导致敏感的皮肤产生不良反应。例如，接触动物的毛、某些植物或护肤品时，可能产生过敏反应，皮肤会突然瘙痒起来。有些食物也会导致类似反应。要尽量避免接触那些让皮肤产生不良反应的食物或物质。

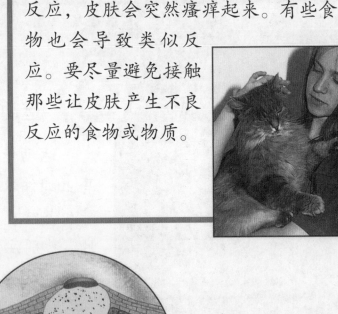

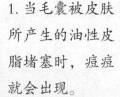

1. 当毛囊被皮肤所产生的油性皮脂堵塞时，痘痘就会出现。

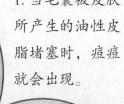

2. 当出油部位吸附污垢时，会形成一种叫做黑头的黑色蜡质堵塞物。

3. 有时候，如果被堵塞的毛孔发炎了，痘痘就变大变痛。

湿疹

湿疹是一种皮肤炎症，常见于手、脸、膝后侧和肘内侧。患有湿疹的皮肤部位干燥瘙痒、易剥落，抓挠时容易流血。医生开具的专用药膏可以帮助控制这种炎症。

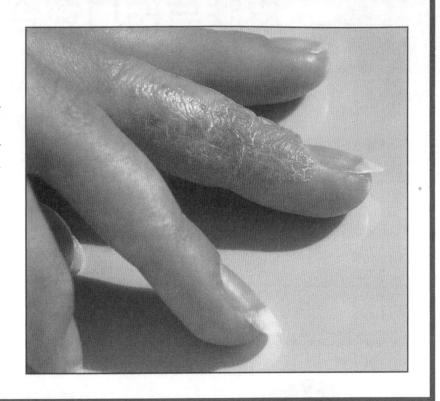

皮疹

麻疹、腮腺炎和水痘之类的疾病会迅速引起皮疹的爆发。皮疹是这类疾病的常见反应，等你康复的时候，皮疹也会自然而然地消退。记住不要挠皮疹部位哟，那样可能引发感染，或留下疤痕。

蜇伤

如果被蜜蜂或黄蜂蜇刺，会导致肿痛。如果毒刺还残留在皮肤里，可以轻轻地用镊子把毒刺取出，然后清洗伤口并冰敷。如果患者对毒刺过敏，或者被蜇到了嘴巴、喉咙，那就要尽快就医。

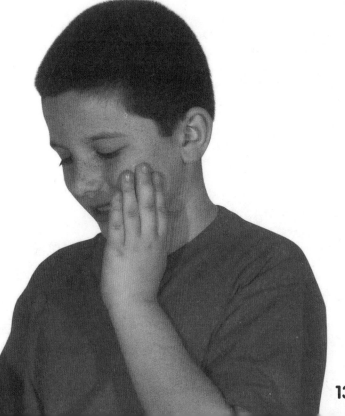

皮肤卫生

保护皮肤的最好方式就是让它保持清洁。化妆后更是需要认真清洁皮肤。不要去挤痘痘，这样只会让状况恶化，炎症蔓延。你可以快速地洗把脸去除油脂，然后再用毛巾轻轻地把脸擦干。

皮肤与伤口愈合

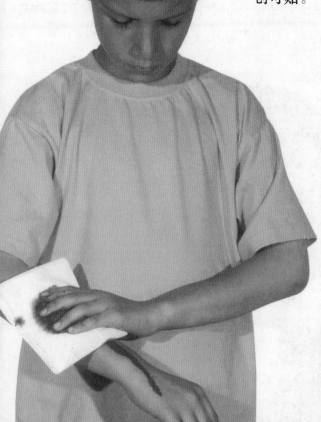

皮肤具有神奇的自我修复能力，能修复割伤、瘀青或擦伤。皮肤和血液合作封堵伤口，血液凝结，伤口愈合结痂。当皮肤完全愈合时，痂就会脱落，几乎不留下受伤的痕迹。如果伤口较深，或者伤口还没愈合痂就掉落，就可能留下伤疤。

淤青是受到撞击后皮下渗血导致的。眼部的淤青看起来特别明显，不过一般10到14天就会消退。

割伤和擦伤

当你不小心割伤时，病菌会通过皮肤伤口，进入体内引发感染。因此，我们一定要彻底清洗伤口，再贴上洁净的创可贴。

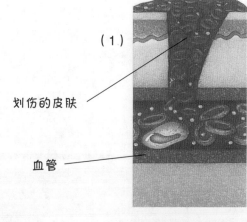

（1）

划伤的皮肤

血管

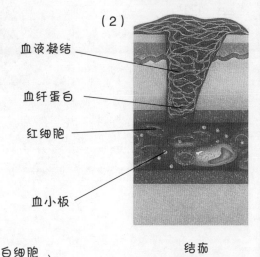

（2）

血液凝结

血纤蛋白

红细胞

血小板

白细胞

结痂

（3）

伤口如何愈合

皮肤如果被割破（见图1），血液中的血小板会聚集起来并形成血凝块（见图2），血液随后会产生血纤蛋白构成的细线，它会结痂来封堵伤口（见图3）。白细胞会杀灭所有入侵的病菌。

伤口与刺

伤口一定要清洗，消除污物，还要抹上一些消毒药，消灭病菌，贴上创可贴，防止污物进入。如果想把小刺从皮肤里拔出来，注意刺是如何扎进去的，用镊子顺着扎进去的角度轻轻地将刺拔出。除非你戴了干净的橡胶手套，否则不要去触碰别人的伤口。

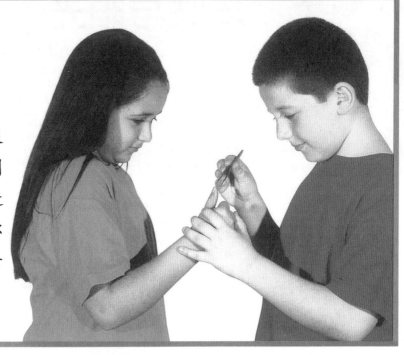

烧伤和烫伤

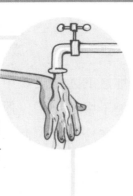

烧伤或烫伤后，可以用冷水冲洗受伤部位，然后用干净的绷带包住伤口。严重烧伤或烫伤需要尽快就医。

植 皮

如果大面积皮肤被严重烧伤或因其他原因受伤，医生会取用人体其他部位的皮肤来填补受伤部位，这种技术叫做植皮。有时也用人造皮来替代人的皮肤。

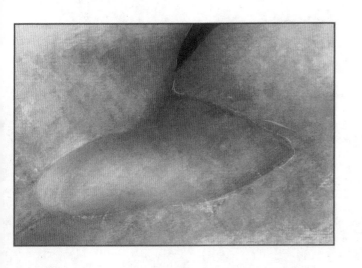

疗伤食物

水果、蔬菜、乳制品、小麦胚芽和蛋富含维生素，可以使伤疤更快愈合。均衡饮食对保持皮肤健康非常重要。

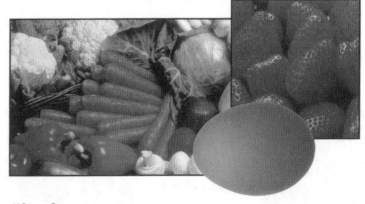

缝 合

伤口过深或开裂，都需要护士或医生缝合。缝合就是把伤口两边缝起来，让伤口愈合。之后，大多数缝线要拆除。免缝胶带是一种特殊的创可贴，也可以在愈合过程中让伤口合在一起（见右图）。

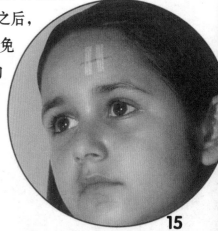

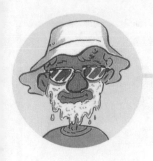

皮肤与阳光

戴帽子或穿T恤可以保护你免受紫外线的伤害，在户外时，记得涂上防晒霜。

皮肤会受到阳光中一种叫做紫外线（UV）的辐射伤害，不过，黑色素有助于保护我们的皮肤不被阳光所伤。黑色素由特殊的星状细胞构成，即黑色素细胞，见于真皮和表皮。阳光促使黑色素细胞释放更多的黑色素，分布在皮肤表面，皮肤就像被"晒黑"了。人体的肤色通常由黑色素的多少决定。

肤 色

世界上不同地区的人们由于皮肤中黑色素含量的不同，肤色也各不相同。浅色皮肤所含的保护性黑色素含量较低，深色皮肤的保护性黑色素含量更高。

亚洲人的肤色

来自亚洲地区的人，皮肤中的黑色素含量处于中等水平。他们的肤色比那些寒冷地区人们的肤色更深一点儿，可又比非洲人的肤色更浅一些。

白皮肤

来自寒冷地区的人拥有较白的皮肤，因为那里的阳光不强烈，他们不需要那么多保护。

黑皮肤

炎热地区的太阳光十分强烈，例如非洲的部分地区，那里的人们体内的保护性黑色素含量较高，所以他们的肤色深。

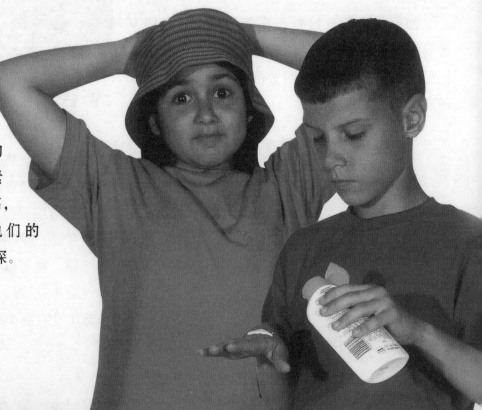

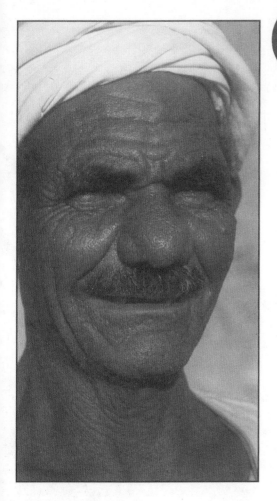

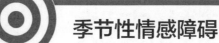

季节性情感障碍

有些人一到冬天就会感到沮丧，他们也许是患上了季节性情感障碍（SAD）。冬天里缺乏阳光，会导致人体内一种叫做褪黑激素的激素水平升高，这被认为是造成季节性情感障碍的主要原因。

阳光的益处

适当晒晒太阳对你有好处，因为阳光让皮肤产生一种重要的维生素——维生素 D。但是，太阳射线会损伤眼睛，所以千万不要直视太阳光。一副好的太阳镜可以保护你的眼睛不被阳光所伤。

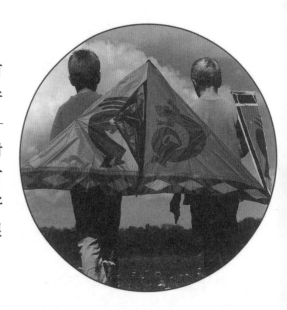

阳光的害处

接收过量的太阳光会损害肌肤，把你晒伤，导致皮肤疼痛或蜕皮。在阳光下长时间暴晒会使皮肤起皱，因此日晒时间过多的人会显得更老一些（见上图）。紫外线辐射也有可能引发皮肤癌。

臭氧层空洞

大气层里有一层臭氧，可以保护我们远离紫外线辐射。氟利昂的使用，使得臭氧层越来越稀薄，尤其是两极上空出现了臭氧层空洞。下面这张伪彩色图像展示了南极上空的臭氧流失。臭氧层空洞现在已经增加了我们患皮肤癌的风险，所以使用防晒霜尤为重要。

痣

痣是皮肤中过多黑色素堆积的部位。痣很常见，通常是无害的。如果你的痣总是发痒，有变大甚至出血的现象，那就要让医生检查了。

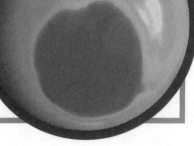

敏感的皮肤

皮肤给你带来触觉，这是人体的主要感觉之一。皮肤内有各种各样的感受器，能感受到冷热、压力、振动、疼痛等。感到疼痛的能力对保证自身安全有重要的作用。

长时间静坐会压迫神经，使身体局部发麻。在恢复的过程中，你的皮肤会有"针刺感"。

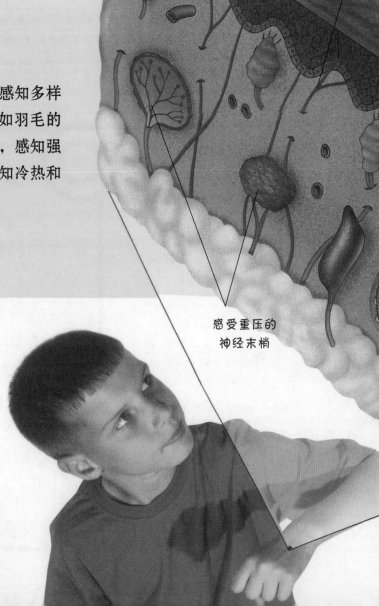

感受轻微压力的神经末梢

游离神经末梢

感受重压的神经末梢

神经末梢

皮肤各层的微小感受器和神经末梢分别感知多样的感觉。有些神经末梢感知轻微的压力，比如羽毛的轻拂；还有些神经末梢位于更深处的真皮层，感知强度更大的压力，比如掐捏；游离神经末梢感知冷热和疼痛。

高敏感性

身体某些部位的皮肤含有更多特殊的神经末梢，所以比其他部位的皮肤要敏感得多。在左边这幅漫画中，最敏感的身体部位被放大，分别是嘴唇、手掌和脚底。

你有多怕痒？

总有一些人比其他人更怕痒。触觉敏感部位（比如脚底）比神经末梢较少的部位（比如手臂）更容易感觉到痒。拿一根羽毛去找找你朋友身上的敏感部位吧！

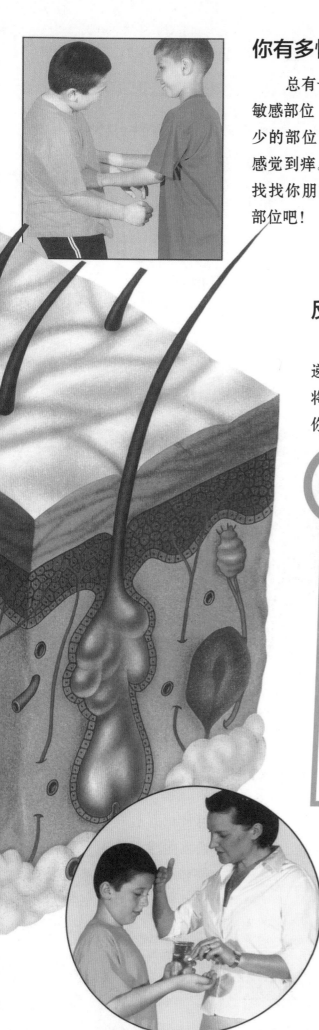

反 射

如果你扎一下手指，皮肤中的神经末梢就会向脑传递危险警告。在这个信号到达脑之前，脊髓会先让肌肉将手抽回，远离疼痛源头。这样的反射行为有助于确保你的安全。

针 灸

针灸是用针刺身体上某些关键部位的皮肤，是一种用来缓解疼痛和治疗疾病的东方医学。在中国，医生使用针灸已经有 3,000 多年的历史了，现在，针灸在西方国家也被广泛使用。

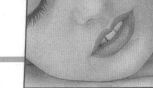

感受疼痛与麻痹疼痛

疼痛是一种重要的早期预警系统，它让你知道身体的某个部分正受到伤害，使你可以采取行动，避免遭受进一步的伤害。（不过，很多时候麻痹疼痛也很重要。）各种各样的止痛药可以阻止疼痛信号传递到脑。

19

良好的卫生习惯

活动和休息时，流汗都有助于维持体温稳定，不过，汗水会迅速产生异味。如果你想天天都神清气爽，就要时时清洗身体。运动后和吃饭前尤其要注意卫生。用温水、肥皂、指甲刷、海绵或毛巾清除日常的尘垢。你的衣服也会和你一起变脏、变臭，所以洗衣服也很重要。

不经常清洗头发易积聚油性皮脂，使头发变油、变脏。每隔几天就要用洗发水洗洗你的头发哟。

病菌与卫生

皮肤是千百万微生物的家园。其中大多数都无害，也有些会引发疾病。所以，上完厕所一定要洗手，摸过小动物或干完脏活（比如园艺）也要洗手。如果病菌侵入食物，你吃下去就会生病，所以饭前一定要洗手。

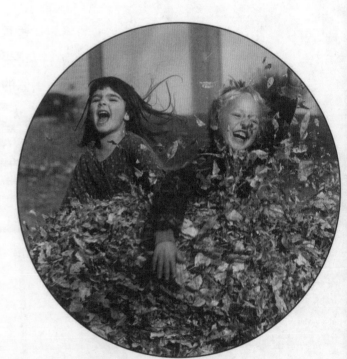

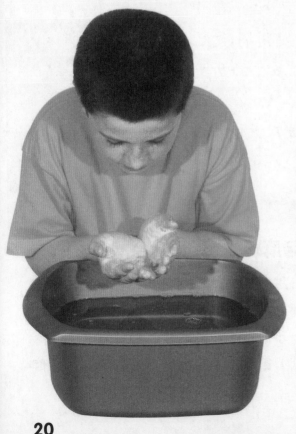

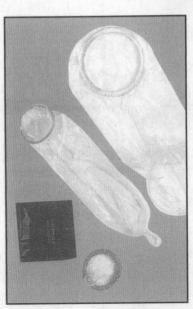

性传播疾病

有些疾病和感染，如阴虱病、疱疹和艾滋病，可能通过性接触传播。人们发生性行为时要使用避孕套等保护措施来防止染上性病，让身体保持清爽和健康。

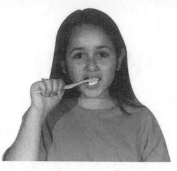

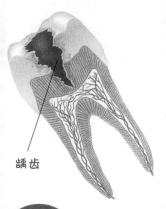

齲齿

牙齿护理

在你吃东西的时候，食物会残留在牙齿上。糖和细菌在牙齿上形成叫作牙菌斑的酸性层，产生齲齿。每天刷两次牙有助于去除食物残留和牙菌斑，使牙齿和牙龈保持健康。

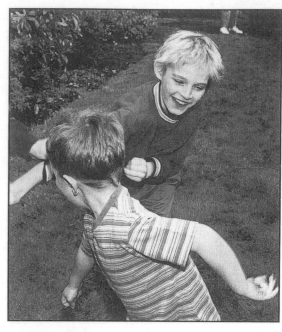

思维敏捷

经常锻炼可以保持思维敏捷。游泳、跳舞或各类运动，都可以增加输送至脑的氧气量，让你反应敏锐，感觉有热情又警觉。

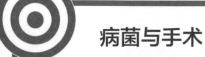

病菌与手术

19 世纪以前，没有人知道病菌会导致感染、引发疾病，手术常在未消毒的条件下进行。后来，人们意识到卫生的重要性，引入了一系列杀菌措施。现在，医生在手术时，都必须穿戴上帽子、口罩、手套和长袍，以防止细菌传播。

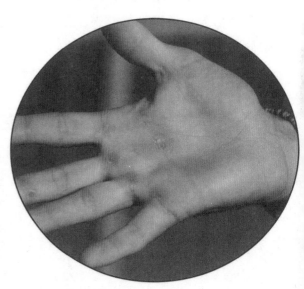

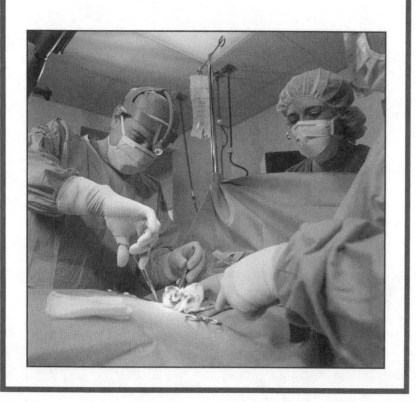

水疱和皮肤感染

皮肤如果长时间被摩擦，比如穿了一双不合脚的鞋，会起水疱。可以使用胶布来保护疼痛的皮肤。脚气和疣是常见的皮肤感染。勤洗脚，认真擦干每一个趾缝，可以降低感染的风险。

关于毛发的一切

人体有大约 500 万根毛发，其中大约有 10 万根长在头皮上。头发由坚韧的角蛋白构成，和动物的角和爪一样。在放大图里（见下图），你可以看到毛发表层的角蛋白像瓦片一样层层叠叠，这种结构让头发更坚固。

如果你一直不剪发，头发通常会长到 1 米左右。头发长度的最高纪录是 4 米多！

毛发生长

毛发由数缕扁平的细胞构成，毛发从根部生长，那里的细胞不断增殖，让毛发延长，长出毛囊。

放大镜下的毛发

你看到的毛发其实已经死亡，只有毛根活着。皮脂腺会产生皮脂，使得头发看上去有光泽。血管为发根提供氧和营养。当你冷的时候，立毛肌会使毛发竖立起来，留住皮肤附近的空气。

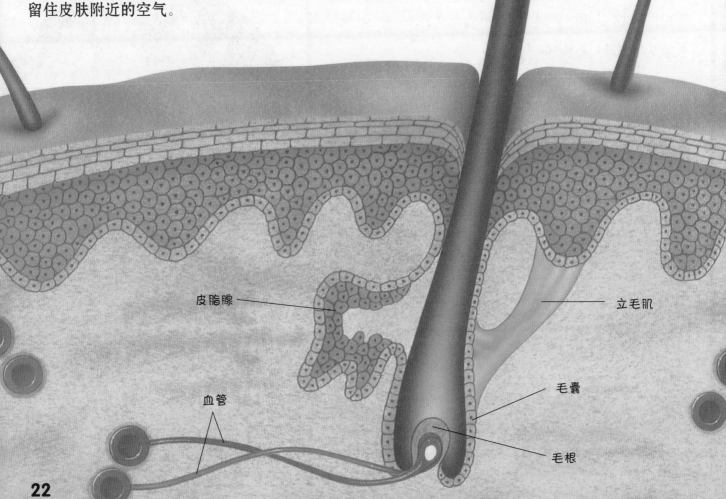

皮脂腺
立毛肌
血管
毛囊
毛根

发 色

发色源自黑色素，与决定肤色的色素相同。有一种黑色素呈深棕色，另一种发红。头发中每种色素的占比不同，产生了各种颜色的头发，黑色、棕色、红色和金色都有。

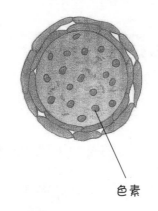

色素

毛发与青春期

小的时候，你的硬毛只有头发、眉毛和睫毛。到了青春期身体快速发育的阶段，你逐渐长成大人，你的腋窝和生殖器附近都会长出毛发。男人的脸颊、下巴和上嘴唇也会长出毛发，胸、手臂和腿上也会长出较浓密的体毛。

常见发色

发色是遗传性状，由父母遗传给孩子。你可以画一张图表，把你们班每个人的发色记录下来，看看最常见的发色是什么？最不常见的发色又是什么？

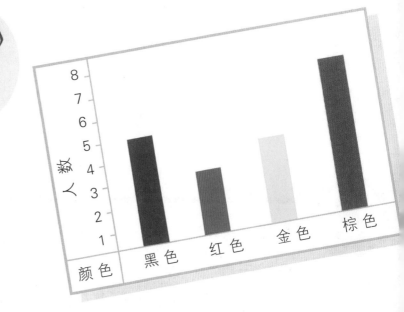

直发和卷发

你的头发是直发、波浪状还是卷发？发丝的曲直由毛囊开口（头发长出的位置）的形状决定。你的头发是粗还是细？头发的粗细由毛囊的大小决定。大毛囊中长出粗发，小毛囊中长出细发。

卷发从狭窄的、矩形开口的毛囊中长出

波浪发从椭圆形开口的毛囊中长出

直发从圆形开口的毛囊中长出

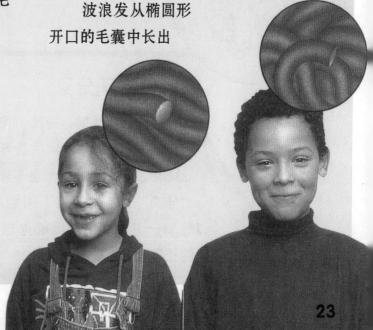

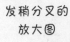

头发和指甲护理

和头发一样，指甲也由充满角蛋白的死亡细胞构成。最长指甲世界记录是一枚长到了2米的拇指指甲！

和皮肤一样，头发和指甲也受益于经常清理。差不多每天洗一次头发，能够去除尘垢、油脂、汗渍和死细胞，让头发干净清爽、充满光泽！还要经常清理指甲，用剪刀或指甲钳修剪。修剪指甲的最佳时间是洗澡之后，那时的指甲比较软。

油性和干性头发

发根的腺体会分泌油脂，让头发有光泽。太多油脂会使头发偏油性，需要经常清洗。如果腺体分泌的油脂过少，头发会干枯。使用温和型洗发水和护发素可以缓解头发干枯问题。

嵌甲

如果鞋子太紧，挤到脚趾，容易让脚趾甲嵌入肉里，变成令人痛苦的嵌甲。足科医生（足科专家）可以帮助修剪畸形甲。剪脚趾甲时，将趾甲前端剪成直线，别剪成曲线，可以避免出现嵌甲问题。

发稍分叉

经常磨损、拉扯，使用染发剂或其他化学品会导致发质毛糙脆弱，有参差不齐的"分叉"。想解决这个问题可以修剪一下发稍，要留够你想要的长度哦。

发稍分叉的放大图

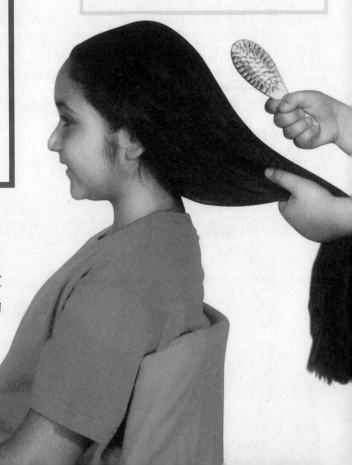

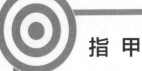

指甲

指甲从甲根持续长出，保护着手指和脚趾。甲床下方有一层肉垫，起到缓冲作用。咬指甲会引发感染，还不雅观。实在忍不住，尝试留长一枚指甲用来咬，让其他指甲好好生长吧。

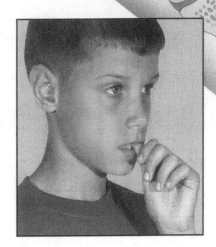

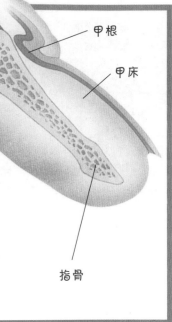

甲根

甲床

指骨

头发和指甲护理

日常梳理头发使头发顺滑、光亮、不打结。要经常用肥皂水清洗毛发和梳子。与别人共用梳子和毛刷易传染疾病，比如头虱（右下图）。卸甲油中的化学物质会使指甲变得易断裂。如果指甲裂了，要小心地剪掉裂开的部分。

头发打结与头皮屑

梳打结的头发要先梳发梢再移向发根。使用护发素可以减少头发打结。头皮屑是人体头部表皮细胞新陈代谢的产物，会引起头皮成片脱落。使用药物洗发水可以解决这个问题。

头 虱

头虱是寄生在头发里并在头皮产卵的一种小昆虫。这些烦人的小虫子还会从一个人的头上跳到另一个人的头上。好在有一种专门的洗发水可以消灭它们。而它们产下的卵，你可以用齿很密的梳子梳掉。

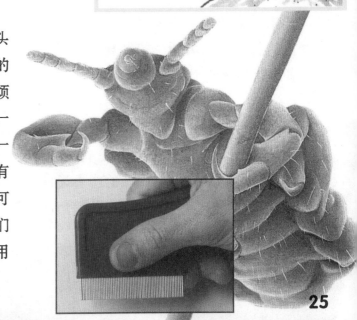

一生中的皮肤和头发

随着年龄的增长，皮肤和头发也在慢慢发生变化。年轻时浓密的头发会随着年龄的增长变得稀疏，颜色也会改变。年轻时，全身的皮肤都富有弹性，随着年纪增大，皮肤也会逐渐失去弹性，出现皱纹。保养皮肤和头发可以让你一直保持好状态。

和人类富有弹性的皮肤不同，蛇的鳞片状皮肤不能随着生长拉伸。紧绷的旧皮肤会脱落，露出下面稍微宽大的新皮。

皮肤与老化

掐一下手臂上的皮肤，它会立刻恢复原状，这是因为一种叫做胶原蛋白的弹性物质使皮肤柔软。随着年龄增长，胶原蛋白弹性减弱，使身体产生皱纹。

人生不同阶段的头发

随着年龄的增长，大多数人的发色和发质都会慢慢改变。婴儿的头发通常非常纤细，之后会变粗。25 岁之后，头发可能慢慢变得稀疏，因为新生的发量已经不足以弥补脱落的发量了。

老年人的头发

步入老年，头发产生的黑色素越来越少，人们渐渐白头。不产生黑色素的头发看起来呈灰色或者白色。

儿童的头发

婴幼儿的头发通常会泛黄色，随着年龄的增长，颜色慢慢加深。

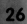

26

生长纹

　　孕妇的腹部会随着体内未出生宝宝的生长而逐渐胀大。妊娠纹通常是皮肤受到拉伸形成的。妊娠纹不会消失，但会随着时间变淡。快速生长的青少年也会出现生长纹。

秃顶

　　你每天会掉80根左右的头发，新生的头发通常可以弥补掉落的头发。随着年龄的增长，新生头发数量减少，头顶就慢慢变秃。男性秃顶多于女性。

静脉曲张

　　有些老年人会患上静脉曲张。静脉在腿的皮肤下膨胀，产生隆起。怀孕或站立过久能让这种症状恶化。多锻炼，少跷二郎腿，都有助于避免静脉曲张。

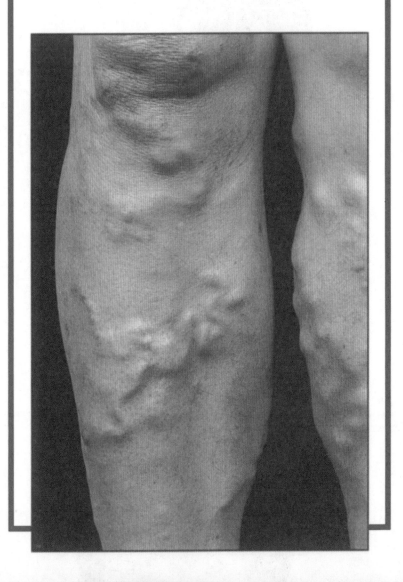

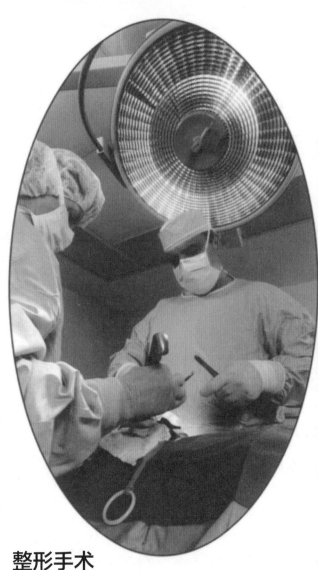

整形手术

　　有些成年人会花钱去做一种整形手术，叫做"拉皮手术"。医生先切掉一小块皮肤，再把余下的皮肤拉伸缝合，以消除皱纹。大多数人认为，老了自然会长皱纹。

保持健康

皮肤、头发、指甲和牙齿是身体上最容易被看见的部位，所以，如果皮肤和头发看起来不错，你就会看起来不错！皮肤也是身体防御病菌和感染的主要防线之一。养成良好的卫生习惯，合理饮食，经常锻炼，保证充足睡眠，这些对保养好皮肤和头发是重要的。

每隔6-8周剪1次头发，有助于使头发保持健康状态。不然头发容易分叉，看起来很毛糙。

皮肤、头发和牙齿的营养供应

老话说"吃啥补啥"。摄取大量新鲜的水果和蔬菜，保持饮食均衡，可以为你的皮肤和头发保持健康提供所需的蛋白质、维生素、矿物质和纤维素。吃太多脂肪或糖含量高的食物，如薯条、蛋糕、糖果等，对皮肤和牙齿都不好。像苹果、胡萝卜这种食物要健康得多。每天多喝水也很重要。

人体艺术

在身体上纹身或穿洞已经有数千年的历史了。它们必须刺破你的皮肤，所以有资质的人才可以干这活儿。纹身过程很疼，而且只能通过手术消除。现在有很多暂时性纹身也很好玩。

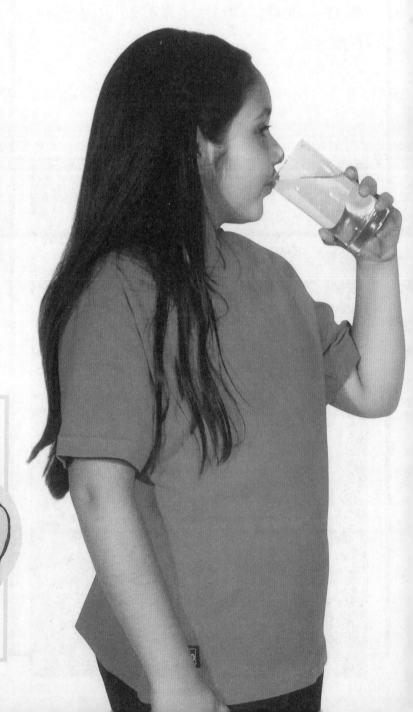

保护性手套

戴上橡胶手套可以在洗刷时保护你的双手。有些运动，比如骑车或骑马，需要戴上手套来保护皮肤，防止皮肤磨出水疱。

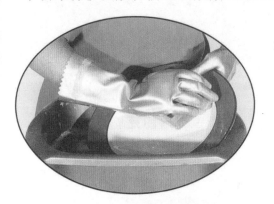

保持洁净

随着年龄的增长，腋窝、腹股沟和脚的汗腺分泌会更加旺盛，所以经常洗澡并换上干净的内衣很重要。女性经期，更要注意个人卫生。

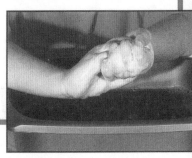

运 动

有氧运动可以使皮肤更有光泽，因为心脏和肺向肌肉输送了更多氧。每周做3次有氧运动，比如游泳、跳舞等，可以让皮肤和头发维持最佳状态。

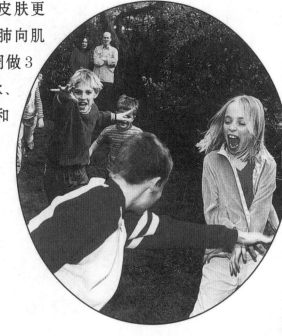

睡 眠

皮肤和头发能够反映你的总体健康状况。皮肤和头发黯然无光，是在提醒你需要更多睡眠和新鲜空气。睡眠可以让你恢复活力，保持健康。

神奇的身体

一个成年人的皮肤可以重达4千克，平铺开来可达2平方米。

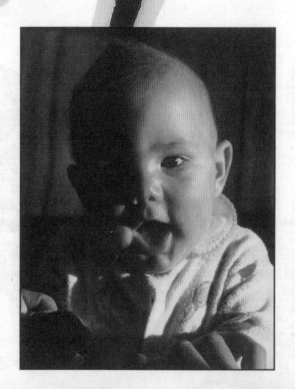

聚集在房间角落里的"尘埃"，大部分是从我们身上掉落的死皮。尘螨就喜欢在这些灰尘里取食。

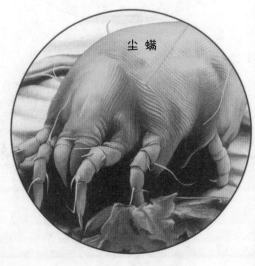

尘 螨

手指甲一周大约能长1毫米，生长速度比脚趾甲快4倍。

有些婴儿出生的时候，身上长着一种非常柔软的毛发，叫做胎毛。胎毛通常会随着宝宝生长而脱落。

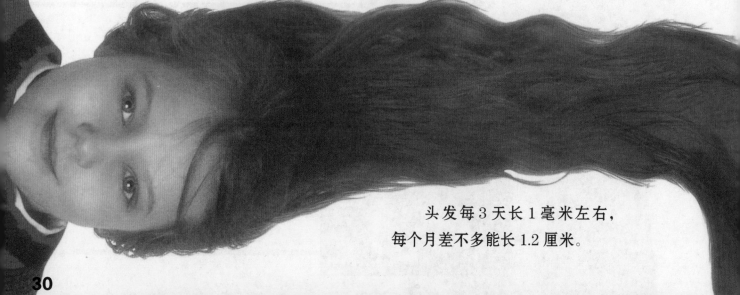

头发每3天长1毫米左右，每个月差不多能长1.2厘米。

术语表

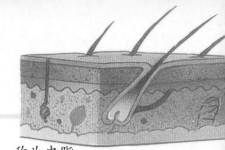

表皮： 上层皮肤，由逐渐剥落的死皮细胞构成。

臭氧层： 大气层高处的一层气体层，可以滤除阳光中有害的紫外线辐射。

过敏反应： 免疫系统对看似有害而实则无害的物质做出的反应。

汗液： 皮肤深层腺体分泌出来的一种带咸味的液体，在皮肤表面蒸发，从而起到降温作用。

黑色素： 皮肤中的一种深色物质，使肤色变深，保护人体免受太阳光伤害。头发中也有黑色素，赋予头发颜色。

黑色素细胞： 皮肤中的一种星状细胞，释放使肤色变深的黑色素颗粒。

茧： 因为摩擦而形成的硬化皮肤。保护性的茧会在身体受特别多摩擦处形成。

角蛋白： 一种给人体皮肤、毛发和指甲以硬度的蛋白质。

毛孔： 皮肤上的开口，汗液从中流出。

毛囊： 皮肤中长出毛发的小凹陷，被皮肤包围。

皮脂腺： 一种见于真皮的腺体，能够分泌一种润滑头发的油脂，称为皮脂。

血小板： 血液中的一种微小细胞，有助于血液凝结。

有氧运动： 任何一种中等强度运动，能促使心肺更高强度的工作，并向肌肉输送富氧血。

真皮： 下层皮肤，内含血管、神经、汗腺和发根等。

紫外线辐射： 一种太阳辐射，会灼伤皮肤或引起蜕皮，还可能引发皮肤癌。

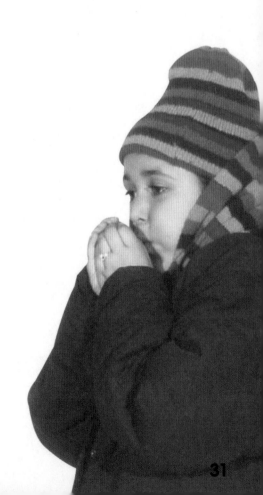

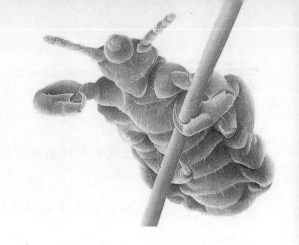

图书在版编目（CIP）数据

青少年身体认知和管理书：身体是如何工作的？.
皮肤系统 ／（英）珍·格林著；刘长江，张静芝译. --
北京：海豚出版社，2024.12
ISBN 978-7-5110-6846-0

Ⅰ．①青… Ⅱ．①珍… ②刘… ③张… Ⅲ．①人体-
青少年读物 Ⅳ．①R32-49

中国国家版本馆CIP数据核字(2024)第077933号

版权登记号：01-2021-3241

My Healthy Body Skin, Hair And Hygiene
Copyright ⓒ Aladdin Books 2024
Written by Jen Green
Illustrated by Ben Hawkes
An Aladdin Book
Designed and directed by Aladdin Books Ltd.
PO Box 53987London SW15 2SF
England

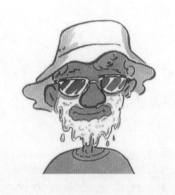

出 版 人：王 磊

项目策划：童立方·小行星
责任编辑：张国良
特约编辑：王 蓓 李静怡
装帧设计：李倩倩 方 舟
责任印制：于浩杰 蔡 丽
法律顾问：中咨律师事务所 殷斌律师

出　　版：海豚出版社
地　　址：北京市西城区百万庄大街24号
邮　　编：100037
电　　话：010-68325006（销售）010-68996147（总编室）
传　　真：010-68996147
印　　刷：河北彩和坊印刷有限公司
经　　销：全国新华书店及各大网络书店
开　　本：16开（889mm×1194mm）
印　　张：16
字　　数：100千
印　　数：1-4000
版　　次：2024年12月第1版 2024年12月第1次印刷
标准书号：ISBN 978-7-5110-6846-0
定　　价：148.00元（全8册）

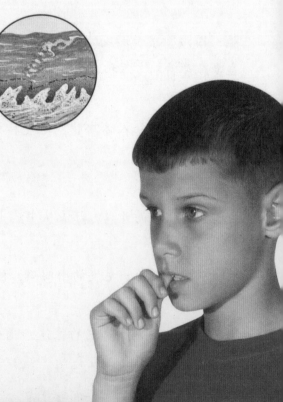